Wirtschaftliche und ablauforganisatorische Auswirkungen der Umsetzung des Fallpauschalengesetzes in der Kreiskrankenhaus Greiz GmbH

Prozessanalyse im Krankenhaus - Dargestellt an einem repräsentativen Prozess

Jens-Uwe Füldner

GRIN

Bibliografische Information der Deutschen Nationalbibliothek:

Die Deutsche Nationalbibliothek verzeichnet diese Publikation in der Deutschen Nationalbibliografie; detaillierte bibliografische Daten sind im Internet über http://dnb.d-nb.de abrufbar.

ISBN: 9783640614028
Dieses Buch ist auch als E-Book erhältlich.

Trappentreustraße 1
80339 München

Druck und Bindung: Books on Demand GmbH, Norderstedt Germany
Gedruckt auf säurefreiem Papier aus verantwortungsvollen Quellen

Das Buch bei GRIN: https://www.grin.com/document/133235

Wirtschaftliche und ablauforganisatorische Auswirkungen der Umsetzung des Fallpauschalengesetzes in der Kreiskrankenhaus Greiz GmbH - dargestellt an einem repräsentativen Prozess

Diplomarbeit

vorgelegt am: 14. August 2002

Studienbereich:	Wirtschaft
Studienrichtung:	Gesundheitswesen
Seminargruppe:	GW99
Von:	Jens- Uwe FÜLDNER

Abbildungsverzeichnis

Tabellenverzeichnis

Abkürzungsverzeichnis

AbrgV	Abgrenzungsverordnung
BPflV	Bundespflegesatzverordnung
DRG	Diagnosis Related Group
FPG	Fallpauschalengesetz
G- DRG	German Diagnosis Related Group
GOÄ	Gebührenordnung für Ärzte
KHG	Krankenhausfinanzierungsgesetz
KTQ	Kooperation für Transparenz und Qualität
SGB	Sozialgesetzbuch

0. Einleitung, Zielstellung der Arbeit

Am 1. März 2002 stimmte der Bundesrat der Einführung des Fallpauschalengesetzes (FPG) zu. Damit wurde eine der letzten Hürden auf dem Weg zu einem neuen Krankenhausentgeltsystem in der Bundesrepublik Deutschland genommen. Diese Systemumstellung führt zu einem tiefgreifenden Umbruch in der Krankenhauslandschaft. Erfolgte die Finanzierung der Leistungen eines Krankenhauses bisher durch ein Mischsystem aus tagesgleichen Pflegesätzen, Fallpauschalen und Sonderentgelten, so werden diese dann ausschließlich durch bundeseinheitliche Pauschalen vergütet. Künftig wird das Krankenhaus für eine medizinische Leistung einen Pauschalpreis erhalten, der je nach Schweregrad der Erkrankung differenziert ist. Die tatsächliche Kostensituation des einzelnen Hauses bleibt dabei unberücksichtigt.

Diese Form der Vergütung ist im deutschen Gesundheitswesen nicht ganz neu. Bereits 1992 wurden die bereits erwähnten Fallpauschalen und Sonderentgelte als leistungsorientiertes Entgeltsystem eingeführt. Es bezog sich allerdings nur auf 25%[1] der gesamten stationären Krankenhausleistungen, da nicht alle medizinischen Leistungen einer Klinik für das neue System als geeignet erschienen. Im Jahr 2001 betrug der Anteil von Fallpauschalen und Sonderentgelten an den Erlösen eines Krankenhauses durchschnittlich nur 20%. Die verbleibenden 80% entfielen somit auf die Vergütung nach tagesgleichen Pflegesätzen. Daraus lässt sich erkennen, in welchem Ausmaß die Einführung des FPG die wirtschaftliche Situation der Kliniken verändern wird. War bisher die Verweildauer eines Patienten im Krankenhaus unmittelbar erlösrelevant, so rückt jetzt die Behandlung als Kernprozess für das Krankenhaus mehr in den Mittelpunkt der Betrachtungen.

Durch die Vergütung von Leistungen nach bundeseinheitlichen Pauschalen erhöht sich ebenfalls die Transparenz der Leistungsstruktur eines Krankenhauses. Es ist dann möglich, vergleichende Informationen über die Krankenhäuser hinsichtlich Behandlungsstrategie und Behandlungsqualität zu erhalten. Bundeseinheitliche Pauschalen auf DRG- Basis bieten dann keine Anreize mehr, die Verweildauer des Patienten über das medizinisch notwendige Maß hinaus zu verlängern. Aus diesem Grund ist im System der Fallpauschalen künftig mit einem Absinken der durchschnittlichen Verweildauern zu rechnen.

---

[1] Arnold, Litsch, Schellschmidt: Krankenhausreport- 2000, Stuttgart 2001, S.129

Ziel dieser Arbeit soll es sein, einen ausgewählten medizinischen Leistungsprozess unter ablauforganisatorischen Gesichtspunkten zu analysieren und zu bewerten. Es wird sowohl die Organisation und der Ablauf des gesamten Prozesses der Behandlung dargestellt, als auch die entstandenen Personal- und Sachkosten den verschiedenen Teilen des Gesamtprozesses zugeordnet. Es wurde dafür eine Ist- Analyse durchgeführt, um die einzelnen Arbeitsabläufe und die dazugehörigen Zeitkomponenten zu ermitteln.

Als Untersuchungsmethode wird eine Kombination aus mehreren Erhebungsverfahren eingesetzt. Es handelt sich hierbei um persönliche Beobachtungen, die Analyse bereits erfasster Daten anhand der Patientenakte und die Methode der Selbstaufschreibung durch das medizinische Personal. Für die Zeiterfassung wurde der ärztliche Dienst, Pflege- und Funktionsdienst getrennt betrachtet. Für diese Selbstaufschreibung entwickelte der Verfasser einen Zeiterfassungsbogen (Anlage 1), mit dessen Hilfe die tatsächlich für den Patienten aufgewendete Zeit ermittelt werden konnte. Der Aufbau und die Gestaltung dieses Bogens erfolgte relativ einfach, um zusätzlichen Aufwand für das medizinische Personal gering zu halten.

Als Untersuchungsobjekt wurde der medizinische Leistungsprozess zur Erbringung der Fallpauschale 14.02 aus der Urologischen Klinik ausgewählt, der bereits heute nach dem System der Fallpauschalen vergütet wird. Mit dem festgeschriebenen Erlös einer Fallpauschale ergibt sich die Tatsache, dass eine Verbesserung der Gewinnsituation nur durch eine Reduzierung der anfallenden Kosten in diesem Prozess erreicht werden kann. Eine reine Reduzierung von Personal- und Sachkosten spiegelt nicht das gesamte Optimierungspotential wider. Mit Hilfe einer gezielten Analyse des Behandlungsablaufs sollen vorhandene Schwachstellen aufgedeckt und die Effizienz des Behandlungsablaufs erhöht werden. Dadurch wäre auch eine Verkürzung der Verweildauern im Krankenhaus denkbar.

Neben der Orientierung an den Bedürfnissen der Patienten werden die Prozesse an den Zielen des Krankenhauses ausgerichtet, sofern es medizinisch machbar erscheint.

Die Betrachtung der Patientenzufriedenheit, beispielsweise durch Minimierung von Wartezeiten auf Untersuchungen, wird dabei mit einbezogen.

„ Angestrebt wird neben der Erhöhung der Patienten- und Mitarbeiterzufriedenheit eine ganzheitliche Verbesserung der Qualität der Leistungserstellung bei gleichzeitiger Kostenreduktion“[2]

Die Patientenzufriedenheit gehört im Krankenhaus zu den Qualitätsindikatoren und gewinnt in Fragen des Qualitätsmanagements zunehmend an Bedeutung.

---

[2] Ament-Rambow, C. Prozessmanagement- Schlüssel zur Kostensenkung im Krankenhaus; ku 11/98

1. Theoretische Grundlagen

1.1. Änderungen in der Vergütung von Krankenhausleistungen und in der Behandlungsorganisation durch die Einführung des FPG

1.1.1. Übersicht über die Vergütung von Krankenhausleistungen unter DRG-Bedingungen

Das Fallpauschalengesetz als Teil der Gesundheitsreform beschloss der Gesetzgeber, um die Ausgabensteigerung im Gesundheitswesen zu stoppen und gleichzeitig am Grundsatz der Beitragssatzstabilität festhalten zu können. Eingeführt wird das neue Vergütungssystem budgetneutral während der Jahre 2003 und 2004. Für den Beginn muss die Selbstverwaltung auf Bundesebene einen vorläufigen Fallpauschalenkatalog auf der Grundlage des, von der Bundesregierung ausgewählten, australischen Kataloges vereinbaren. Die Entscheidung, ob das neue Entgeltsystem bereits 2003 oder erst 2004 eingeführt werden soll, bleibt letztlich dem einzelnen Krankenhaus vorbehalten. Allgemeinverbindlich für alle Krankenhäuser erfolgt die Einführung am 1. Januar 2004, dann auf der Basis einer ersten Fassung eines deutschen Fallpauschalenkatalogs.
Um die Höhe der Vergütung für eine erbrachte Krankenhausleistung festlegen zu können, ist eine Auswertung der realen Behandlungskosten notwendig. Deshalb wurden in 260 deutschen Krankenhäusern in den letzten 3 Monaten die tatsächlich anfallenden Kosten der durchgeführten Behandlungen bestimmt. Aus diesen Daten wird nach einer festgelegten Methodik die Höhe der Kostengewichte ermittelt. Wie bereits angekündigt kann es aufgrund von zu geringen Fallzahlen in einigen Fallgruppen und der Kürze der Zeit nicht möglich sein, jeder DRG deutsche Kostengewichte zu Grunde zu legen. Es ist wahrscheinlich, dass durch eine Ersatzvornahme der Bundesregierung die Abrechnung der DRG´s in Jahren 2003 und 2004 auf Basis australischer Kostengewichte erfolgt. Ein landesweit einheitlicher Basisfallwert und damit ein einheitliches DRG- Preisniveau ist ab dem 1. Januar 2007 vorgesehen.
Daraus wird ersichtlich, dass mit der 2003 beginnenden DRG- Einführung nicht automatisch das aktuell angewandte Budgetprinzip mit den bestehenden Obergrenzen zur Krankenhausfinanzierung abgelöst wird. Durch das Fortbestehen dieser Budgetobergrenzen befinden sich die deutschen Krankenhäuser auch weiterhin unter enormen Kostendruck. Starr mit den Kostenträgern vereinbarte Gesamtbudgets führten in der Vergangenheit zu einer Verschlechterung der wirtschaftlichen Situation in den Krankenhäusern, die nur durch Kostensenkungen ausgeglichen werden konnten. Seit Einführung der Budgetobergrenzen sind die Kliniken zu immer neuen, teilweise sehr restriktiven, Sparmaßnahmen gezwungen.

Zu nennen sind hier beispielsweise Personalabbau, Outsourcing oder interne Umstrukturierungen. Es hat sich gezeigt, dass die Rationalisierungspotenziale dieser Maßnahmen weitgehend ausgeschöpft sind, während die Phase gesetzlicher Ausgabenbeschränkung in Form der festgeschriebenen Budgets für jedes Krankenhaus weiter anhält.

„Es ist der Einsatz von effektiven, dem Krankenhaus adäquaten Managementmethoden in Zeiten knapper Finanzen für jedes Krankenhaus überlebensnotwendig. Dabei müssen Controllinginstrumente und Leistungsanreizsysteme stärker als bisher zur Anwendung kommen“[3]

Durch die Einführung des DRG- Systems im Rahmen des Fallpauschalengesetzes wird eine Steigerung der Effizienz in der medizinischen Leistungserbringung erwartet. Für die Krankenhäuser ist es unter anderem wichtig, ihre tatsächlichen Kosten für die medizinischen Behandlungen unter den neuen Aspekten zu analysieren und gegebenenfalls zu senken. Nur so lassen sich langfristig Gewinne erwirtschaften.

Durch den Versorgungsauftrag ist das Krankenhaus gesetzlich verpflichtet alle dort festgelegten Behandlungen zu erbringen, auch wenn diese einen negativen Deckungsbeitrag für das Krankenhaus aufweisen. Im entgegengesetzten Fall sind die Leistungen eines Krankenhauses mengenmäßig durch die Krankenkassen beschränkt. Dadurch ist es nur begrenzt möglich, Behandlungen mit positivem Deckungsbeitrag auszuweiten, um so das Betriebsergebnis zu verbessern. Es ist jedoch zu berücksichtigen, dass medizinische Leistungen im Krankenhaus grundsätzlich nur in sehr geringem Maße den Marktgesetzen von Angebot und Nachfrage und der daraus resultierenden Preisbildung unterliegen.
In Vorbereitung der DRG- Einführung ist somit eine genaue Analyse der erbrachten Leistungen unter Kosten- und Erlösaspekten notwendig. Dafür bildet die Art und Weise der Organisation medizinischer Leistungsprozesse eine Grundlage.

---

[3] Zapp, Winfried: Prozessgestaltung im Krankenhaus, Heidelberg 2002

1.1.2. Neue Anforderungen an Transparenz und Qualität der Behandlungsabläufe

Hauptziel der DRG- Einführung in Deutschland ist es die Ausgabensteigerung im Gesundheitswesen durch ein pauschaliertes Entgeltsystem zu stoppen.

DRG`s sollen aber auch:

- „ das Leistungsgeschehen im Krankenhaus transparenter machen
- den bedarfsgerechten und effizienten Einsatz von Ressourcen krankenhausintern und krankenhausübergreifend fördern
- zu einer deutlichen Verbesserung der Qualität in der stationären Versorgung führen“ [4]

Die Forderung nach Transparenz wurde dadurch umgesetzt, dass der Katalog der einzuführenden Fallpauschalen mit 600- 800 Fallgruppen relativ überschaubar gehalten wurde. So sind die Krankenhäuser auch hinsichtlich ihres Patientenspektrums vergleichbar. Der durchschnittliche Schweregrad der Erkrankungen im Vergleich zu anderen Kliniken lässt darauf Rückschlüsse zu. Ebenfalls transparenter wird die gesamte Leistungs- und Kostenstruktur der Krankenhäuser. Die Erfolge verschiedener Behandlungsstrategien können beispielsweise anhand der Verweildauern miteinander verglichen werden. So lässt sich auch die Position des eigenen Hauses im Vergleich zu konkurrierenden Kliniken ermitteln. Erkenntnisse aus solchen Benchmarking- Projekten können so zur Verbesserung der wirtschaftlichen Situation des Krankenhauses beitragen.

Um Ressourcen unter DRG- Bedingungen bedarfsgerecht und effizient einsetzen zu können, ist eine sektorübergreifende Zusammenarbeit aller Leistungserbringer im Gesundheitswesen notwendig. Als Steuerungsinstrumente könnten hierbei Disease- oder Krankheits- Management Programme dienen, die besonders in Großbritannien und den Vereinigten Staaten schon umfangreich angewendet werden. Unter Disease Management versteht man „...verbindliche und integrale Behandlungs- und Betreuungsprozesse über Krankheitsverläufe und institutionelle Grenzen hinweg, welche aufgrund medizinischer Evidenz festgelegt und bezüglich Qualität, Ergebnissen und Kosten innerhalb definierter Rahmen liegen.“[5] Ziel dieser Programme ist es, den gesamten Behandlungsprozess des Patienten von der Prävention bis zur Rehabilitation zu koordinieren. Dabei steht die Patientenzufriedenheit durch Erhöhung der Transparenz (z.B. durch klar definierte Abläufe und geringe Wartezeiten) im Mittelpunkt.

Gemäß internationaler Erfahrungen wird das zu einer weiteren Absenkung der Verweildauern führen.

[4] aus: Bundesministerium für Gesundheit, 216 vom 20.08.2001 Begründung für das FPG

[5] Greulich/ Berchtold/ Löffel Disease Management- Patient und Prozess im Mittelpunkt , S.1, Heidelberg 2000

Die folgende Darstellung zeigt, dass die Verweildauer in Deutschland mit 9,9 Tagen wesentlich über dem internationalen Durchschnitt (8 Tage) liegt. Im Gegensatz dazu ist die Verweildauer in Ländern, in denen die Abrechnung der Krankenhausleistungen bereits nach DRG´s erfolgt (Australien, USA), deutlich geringer als der internationale Durchschnitt.

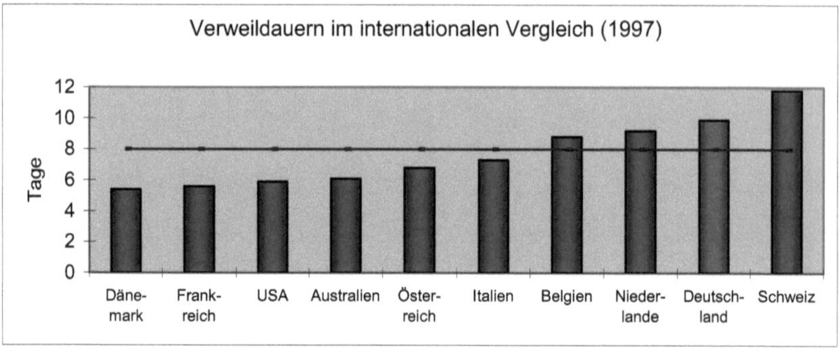

Abbildung 1: Darstellung der Verweildauern
(eigene Darstellung in Anlehnung an: *Sal. Oppenheim Life science", S.23*)

Die Mehrheit der Fachleute ist sich einig, dass Disease Management- Programme in den nächsten Jahren an Bedeutung zunehmen werden.

Die Einführung des pauschalierten Entgeltsystems mit festgeschriebenen Erlösen birgt die Gefahr in sich, dass Kostenreduzierungen zu Lasten des Patienten gehen. Um dem vorzubeugen, wurde mit dem Gesundheitsreformgesetz 2000 die Qualitätssicherung bei zugelassenen Krankenhäusern umfassend geregelt. So wurde zwischen den Spitzenverbänden der Krankenkassen und der Deutschen Krankenhausgesellschaft eine „Vereinbarung nach § 137 SGB V über Maßnahmen der Qualitätssicherung bei Fallpauschalen und Sonderentgelten für die nach § 108 SGB V zugelassenen Krankenhäuser" unterzeichnet. Darin sind u.a. Vergütungsabschläge für Einrichtungen vorgesehen, die ihre Verpflichtungen zur Sicherung der Qualität nicht einhalten. Dazu ist es notwendig, die Qualität der Leistungserbringung vergleichbar und transparent zu gestalten. Hierfür wurde von den Krankenkassen, der Bundesärztekammer und der Deutschen Krankenhausgesellschaft das Projekt „Kooperation für Transparenz und Qualität (KTQ®)" mit einem eigenem krankenhausspezifischen Zertifizierungsverfahren entwickelt. Es soll die Qualität der erbrachten Leistungen nach außen darstellen und für Kostenträger und Patienten transparenter abbilden.
Das Kennzeichen dieses Verfahren ist die Selbst- und Fremdbewertung des Krankenhauses auf Basis eines Kriterienkatalogs, der eigens dafür entwickelt wurde. Ab 2002 können sich

die Kliniken freiwillig dem Bewertungsverfahren und der Zertifizierung nach KTQ® stellen. Obwohl Qualitätsmanagement eng mit der Aufbau- und Ablauforganisation eines Krankenhauses verbunden ist, kann dieses Thema aus Zeitgründen in dieser Arbeit nicht weiter betrachtet werden.

1.2. Die Fallpauschalen als Entgeltsystem für medizinische Leistungsprozesse

Als Folge des Gesundheitsstrukturgesetzes von 1992 wurde im deutschen Gesundheitswesen bereits ein leistungsorientiertes Entgeltsystem eingeführt. Dieses System aus Fallpauschalen und Sonderentgelten bezieht sich bisher jedoch nur auf ca. 25% der stationären Krankenhausleistungen. Wesentliche Bereiche der medizinischen Versorgung, insbesondere die nichtoperativen Gebiete, sind nicht in das gegenwärtige Abrechnungssystem einbezogen.

Charakteristisch für dieses Entgeltsystem ist das Kalkulationsprinzip zur Berechnung der Entgelthöhe. Um diese festzulegen, verwendete man zunächst die empirisch ermittelten Durchschnittskosten verschiedener Krankenhäuser. Aus ihnen wurden bundeseinheitliche Bewertungsmaßstäbe ermittelt, die man im „Bundesweiten Katalog für Fallpauschalen nach §17 Abs.2a KHG" festgeschrieben hat. Auf dessen Basis werden auf Landesebene zwischen den Krankenkassenvertretern und den Krankenhausgesellschaften die Höhe der Vergütungen für die jeweilige Pauschalleistung vereinbart. Krankenhausindividuelle Besonderheiten finden im aktuellen Fallpauschalensystem keine Berücksichtigung. Diese müssen dann individuell für jedes einzelne Haus durch ergänzende Vereinbarungen mit den Kostenträgern verhandelt und vereinbart werden. Folgende Zuschläge auf die landeseinheitlichen Pauschalen sind durch den Gesetzgeber vorgesehen:

- besondere bauliche Gegebenheiten in den neuen Bundesländern (§11 Abs.3 Satz 2 Nr.2 BPflV)
- Teilnahme an Maßnahmen zur Qualitätssicherung (§11 Abs.4)
- Finanzierung von Ausbildungsstätten, soweit diese mit den Krankenhäusern notwendigerweise verbunden und staatlich anerkannt sind (§11 Abs.5)
- Finanzierung der Investitionskosten nicht öffentlich geförderter Krankenhäuser (§11 Abs.7)
- Sicherstellung der bedarfsgerechten Versorgung der Bevölkerung (besonders in ländlichen Gebieten) (§11 Abs.3 Satz 2 Nr.1)

Des weiteren ist noch ein bundeseinheitlicher Pauschalzuschlag zu nennen. Alle Krankenhäuser erhalten als Ausgleich für Instandhaltungsmaßnahmen im Bereich Gebäude und Außenanlagen einen Zuschlag von 1,1% auf die für die allgemeinen Krankenhausleistungen vereinbarten Vergütungen der Krankenkassen.[6]

Maßgeblich für die Zuordnung eines Behandlungsfalls zu einer Fallpauschale ist die im Entgeltkatalog ausgewiesene medizinische Leistung in Verbindung mit der genannten Hauptdiagnose für den Krankenhausaufenthalt oder einer äquivalenten Diagnose. Für die in dieser Arbeit untersuchte Fallpauschale 14.02 gelten die medizinischen Prozeduren 5-601.0 oder 5-601.1[7] als Entscheidungskriterium.

1.3. Gestaltung von Behandlungsprozessen im Krankenhaus

1.3.1. Allgemeine Betrachtungen

Um Behandlungsprozesse im Krankenhaus hinsichtlich ihrer Gestaltungsmöglichkeiten untersuchen zu können, sind einige Begriffserklärungen notwendig. „Prozess" wird in der Literatur vielfältig definiert. Folgende Definitionen werden dem weiteren Verlauf dieser Arbeit zugrunde gelegt.

„Prozesse sind Abfolgen von Aktivitäten des Krankenhausleistungsgeschehens, die dadurch in einem logischen inneren Zusammenhang stehen, dass sie im Ergebnis zu einer Leistung führen, die vom Patienten nachgefragt wird."[8]

„Ein Prozess ist die strukturierte Folge von Verrichtungen. Diese Verrichtungen stehen in ziel- und sinnorientierter Beziehung zueinander und sind nur zur Aufgabenerfüllung angelegt mit definierten Ein- und Ausgangsgrößen und monetären oder nicht monetären Mehrwert unter Beachtung zeitlicher Gegebenheiten"[9]

Dabei geht man in der Literatur davon aus, dass ein Prozess eine strukturierte Folge von einzelnen Tätigkeiten oder Aktionen ist. Diese sind miteinander verknüpft und stehen in einem direkten oder zielorientierten Beziehungszusammenhang. Ziel des Prozesses ist die Erfüllung klar definierter Aufgaben, ohne dabei den Gesamtsinn der Handlung außer acht zu lassen. („ Der Patient ist die wichtigste Person für unser Krankenhaus..."[10])

Betriebswirtschaftlich gesehen sind Prozesse in Form von Abläufen zu betrachten, die beschreiben wie und durch welche Arten von Tätigkeiten die jeweilige Aufgabe erfüllt wird.

---

[6] Arnold, Litsch, Schellschmidt: Krankenhausreport- 2000, Stuttgart 2001

[7] vgl.: Internationale Klassifikation der Prozeduren in der Medizin (OPS-301) Version 2.1 in Verbindung mit den Diagnosen N40 sowie D29.1 (ICD-10-SGB V)

[8] Eichhorn, S.: Integratives Qualitätsmanagement im Krankenhaus, Stuttgart 1997, S.140

[9] Zapp, Winfried: Prozessgestaltung im Krankenhaus, Heidelberg 2002, S.26

[10] aus: Grundsätze und Leitlinien der Kreiskrankenhaus Greiz GmbH

Dabei kann die Aufgabenerfüllung sowohl materieller Art (Herstellung eines Produktes) als auch immaterieller Art (Erbringung einer Dienstleistung) sein. Den Ausgangspunkt eines Prozesses bildet die jeweilige Kundenanforderung (im Krankenhaus: Behandlungsbeginn des Patienten), bzw. der Termin, an dem Menschen oder benötigte Sachmittel erstmalig aktiv werden[11]. „Das Prozessende wird durch das Endprodukt oder durch das Ergebnis der Dienstleistung zu einem definierten Zeitpunkt bestimmt.“[12] Daraus lässt sich ableiten, dass Prozesse zeitlich begrenzt sind. Der Zeitraum zwischen dem Ausgangspunkt und dem Prozessende wird dabei als Durchlaufzeit bezeichnet.

Ausgehend von der Tatsache, dass der Aufenthalt des Patienten im Krankenhaus von der Aufnahme bis zur Entlassung einen Prozess bildet, kann man diesen Gesamtprozess in viele Teilprozesse zerlegen. Charakteristisch für ein Krankenhaus ist, dass an den meisten Prozessen verschiedene Personen sowohl innerhalb einer Abteilung als auch bereichsübergreifend beteiligt sind. Es besteht hier ein zielorientierter Zusammenhang, bei der die Erfüllung der Patientenerwartung eine entscheidende Rolle spielt. Grundsätzlich kann eine Unterscheidung in Kernprozesse und Supportprozesse[13] erfolgen. Als Kernprozesse im Krankenhaus kann man den Ablauf aller Handlungen der Mitarbeiter und die dazu erforderlichen Sachmittel bezeichnen, wenn sie direkt der Verbesserung des Gesundheitszustandes der Patienten dienen (Pflege, Diagnostik, Therapie u.s.w.). Supportprozesse dagegen unterstützen den Ablauf der Kernprozesse bzw. entlasten das beteiligte Personal. Zu nennen wäre hier die Bereitstellung von Materialen oder Informationen oder die Zubereitung von Speisen für Personal und Patienten. Kennzeichnend für Supportprozesse ist, dass sie nicht ans Krankenhaus gebunden sein müssen und somit auch extern erbracht werden könnten. Aus dieser Charakteristik ergibt sich, dass sich Supportprozesse für Privatisierungs- oder Outsourcingmaßnahmen eignen.
Für die perspektivische Ausrichtung eines Krankenhauses ist eine solche Unterteilung in Kern- und Supportprozesse sinnvoll, für die Umsetzung der Ziele dieser Arbeit ist sie aber nicht zielführend. Besonders schwierig erwies sich dabei die Abgrenzung beider Prozesstypen gegeneinander im Bezug auf die Patientenbezogenheit. Deshalb wurde eine Untergliederung in Hauptprozess und Teilprozesse gewählt. Die Teilprozesse haben die Erfüllung einer klar definierten und abgegrenzten Arbeitsaufgabe zum Ziel. Der Haupt- oder Gesamtprozess stellt somit die Zusammenfassung der verschiedenen Teilprozesse dar und verdeutlicht deren zeitliche Abfolge. Die Untergliederung eines solchen Hauptprozesses kann auf verschiedene Arten dargestellt werden.

---

[11] Vahs, D.: Einführung in die Organisationstheorie und – praxis. Stuttgart 1997, S.179
[12] Striening, H.-D.: Chefsache Gemeinkostenmanagement: Reserven entdecken und ausschöpfen, Landsberg 1995,
[13] Thiele, G.: Prozessmanagement im Krankenhaus, Heidelberg 1997, S.17

Dabei haben sich zur Abbildung und Analyse der praktizierten Abläufe in einem Krankenhaus die vertikale und horizontale Auflösung der Prozesse bewährt.
Folgende Grafik soll eine solche Zerlegung am Beispiel des Hauptprozesses „Medizinischer Behandlungsprozess" veranschaulichen. Es wurde sowohl die vertikale als auch die horizontale Auflösung dargestellt.

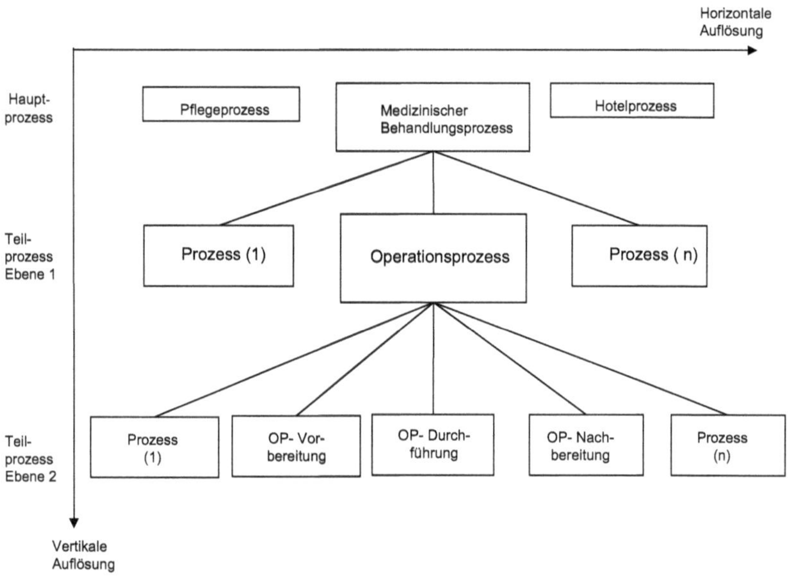

Abbildung 2: Vertikale und horizontale Auflösung eines Hauptprozesses in seine Teilprozesse (Quelle: *Zapp/Dorenkamp: Prozessgestaltung im Krankenhaus, S.46*)

Eine solche Darstellung der einzelnen Arbeitsabläufe bzw. Prozessschritte hilft den Gesamtprozess transparent zu gestalten und Verknüpfungen abzubilden. Dadurch ist es möglich, Schnittstellenprobleme zu erkennen und zu beheben.
Die vertikale Auflösung eines Hauptprozesses besteht aus der Zerlegung in über- und untergeordnete Teilprozesse. Die Zuordnung der einzelnen Arbeitsschritte in die entsprechenden Ebenen erfolgt dabei aus funktionaler Sicht. Wie in der Grafik zu erkennen ist, lassen sich bei dieser Darstellung Schnittstellen zu anderen Abläufen nur begrenzt abbilden.
Die gewünschte Transparenz des Leistungsgeschehen, auch bereichsübergreifend, ist damit nur unvollständig erreicht. Sehr gut wird dagegen die Hierarchie der Haupt- und Nebenprozesse ersichtlich.

Im Gegensatz dazu steht bei der horizontalen Auflösung der Prozessverlauf im Mittelpunkt der Betrachtung. Der Hauptprozess wird in Arbeitseinheiten untergliedert, die unabhängig von den beteiligten Abteilungen gebildet werden. Dadurch lassen sich die zeitliche Abfolge der einzelnen Arbeitsschritte und Beziehungen zu vor- und nachgelagerten Arbeitsabläufen darstellen. Dies widerspiegelt Schnittstellen und Abhängigkeiten zwischen den einzelnen Bereichen des Krankenhauses. Der Begriff Schnittstelle wird hier als „... Grenze zwischen den organisatorischen Einheiten“[14] verstanden. Durch den komplexen Aufbau eines Krankenhauses ergeben sich in jedem Hauptprozess eine Vielzahl von Schnittstellen. Die Ursache hierfür ist in der Tatsache zu sehen, dass jede am Hauptprozess „Behandlung des Patienten“ beteiligte Abteilung nur bestimmte Teilprozesse erbringen kann. „Betrachtet man die Organisationsstrukturen eines Krankenhauses, so haben diese Schnittstellen, durch bewusste oder notwendige Arbeitsteilung entstanden, bedeutenden Einfluss auf Zeit, Qualität und Kosten.“[15] Wenn man beachtet, dass es an jeder dieser Schnittstellen zu Transport- und Wartezeiten kommen kann, so sind die Auswirkungen auf Zeit und Kosten klar zu erkennen. Gelingt es, die an diesen Punkten auftretende Probleme zu erkennen und zu minimieren, so trägt das dazu bei, die im Prozess anfallenden Kosten zu senken. Daraus wird ersichtlich, dass die Analyse aller Arbeitsabläufe in einem Krankenhaus unter DRG- Bedingungen notwendig ist.

Ziel einer Prozessanalyse mit anschließender Prozessgestaltung ist es, Organisationsstrukturen zu schaffen, in der alle am Prozess Beteiligen berufsübergreifend und kooperativ zusammenarbeiten. Diese Zusammenarbeit sollte durch folgende Merkmale geprägt sein:

- „Verwaltung, Wirtschafts- und Versorgungsabteilung stellen eine Serviceeinrichtung für Medizin und Pflege dar, die diese mit Informationen, notwendiger Infrastruktur und personellen Ressourcen versorgt.
- Medizin und Pflege unterstützen die Verwaltung bei der Erfassung von Informationen, der Ermittlung von Schwachstellen [bspw. bei der Prozessanalyse] und berücksichtigen auch die wirtschaftlichen Aspekte des Krankenhauses“[16]

Um den optimalen Ablauf der Gesamtprozesse zu gewährleisten, ist eine Koordination der einzelnen Teilprozesse in ihrer zeitlichen Abfolge notwendig. Der Bedarf an Koordinierung richtet sich dabei nach dem Grad der Arbeitsteilung im jeweiligen Prozess. Daneben ist ebenfalls eine zielgerichtete Planung und anschließende Ergebniskontrolle notwendiger Bestandteil für eine erfolgreiche Prozesssteuerung. Auf der Grundlage von verschiedenen

[14] Zapp, Winfried: Prozessgestaltung im Krankenhaus, Heidelberg 2002, S.54
[15] Zapp/Erlemann/Torbecke: Management Handbuch Krankenhaus, August 2000
[16] Eichorn/ Schmidt-Rettig: Krankenhausmanagement im Werte und Strukturwandel, 1995 S.416

Management[17]-Definitionen geht man davon aus, dass die Gesamtheit der Tätigkeiten zur Prozesssteuerung auch als Prozessmanagement bezeichnet werden kann. „Prozessmanagement dient der zielorientierten Lenkung der Prozesse eines Unternehmens bezüglich Qualität, Zeit, Kosten und Patientenzufriedenheit."[18]

Folgende Abbildung soll die Elemente des Prozessmanagement veranschaulichen, wobei die Kunden- bzw. Patientenzufriedenheit das Prozessergebnis darstellt.

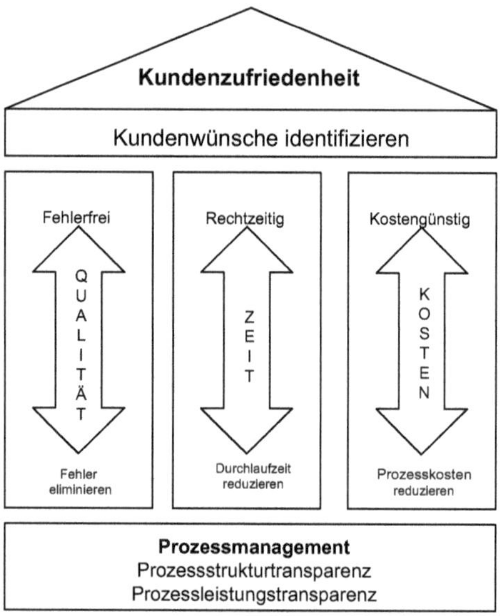

Abbildung 3: Elemente des Prozessmanagement
(Quelle: *Zapp/ Dorenkamp: Prozessmanagement im Krankenhaus, S.37*)

Als allgemeines Ziel lässt sich das Erreichen eines optimalen Prozessablaufs festlegen. Zur Umsetzung ist dafür ein ständiger Wechsel zwischen Analyse und Korrektur notwendig. Als Instrument zur kontinuierlichen Verbesserung kann dabei der PDCA- Zyklus (Plan- Do-Chek- Act) eingesetzt werden (vgl. Abbildung 4).

Aufgabe des Prozessmanagements im Krankenhaus ist die Neuausrichtung bzw. Anpassung der Abläufe und Strukturen an die Anforderungen eines pauschalierten Entgeltsystems. Grundsätzlich sind Prozessabläufe kurz und eindeutig zu gestalten. Unnötige Wiederholungsschleifen zwischen einzelnen Arbeitsschritten sowie Doppelarbeit sollten

[17] vgl. Staehle, W.: Management eine verhaltenswissenschaftliche Perspektive, 1994, S.69
[18] Zapp, Winfried: Prozessgestaltung im Krankenhaus, 2002, S.34

vermieden werden. Gelingt es durch die beschriebenen Maßnahmen zur Prozesssteuerung den Ablauf der Krankenhausprozesse zu optimieren, so lassen sich dort vorhandene Ressourcen ausschöpfen. Diese könnten beispielsweise in der Einsparung von Arbeitszeit oder Sachkosten liegen. Damit werden auch die Kosten der medizinischen Behandlungen absinken. Das trägt dazu bei, dass die Krankenhäuser auch unter DRG- Bedingungen ihre medizinischen Leistungen kostendeckend erbringen können.

1.3.2. Clinical Pathways

Vor dem Hintergrund der Einführung eines pauschalierten Entgeltsystems erfolgte in verschiedenen Ländern die Entwicklung von „Clinical Pathways“ (Klinische Pfade, Patientenpfade) mit dem Ziel, für alle Patienten eine gleichbleibende Qualität der medizinischen Behandlung zu gewährleisten. Bei der Umsetzung in den Krankenhäusern bewährte sich dabei die Standardisierung von Behandlungsprozessen, denn sie erhöhte die Transparenz des Leistungsgeschehens. Durch ihren Einsatz in den Kliniken gelang es, die Qualität der Behandlung zu sichern und gleichzeitig die Verweildauern abzusenken. So konnten langfristig die Kosten der Behandlungen reduziert werden.
Mit Hilfe von Clinical Pathways lassen sich somit Qualität und Kosten einer medizinischen Behandlung analysieren und steuern. Bei der Einführung des DRG- Systems in Deutschland geht man davon aus, dass Clinical Pathways Instrumente des Qualitätsmanagements sind, die das Prozessmanagement unterstützen.

Folgende Definition des Begriffs „ Clinical Pathway“ sollen den weiteren Ausführungen zu Grunde liegen.: „ Clinical Pathway sind ein auf internen Leitlinien basierendes Instrument, den Weg des Patienten von der Aufnahme bis zur Entlassung transparent abzubilden. Dies schließt die Erfassung der Kostenquellen und der entstehenden Kosten als Kalkulationsgrundlage für die jeweils zu betrachtende DRG mit ein.“[19] Diese Definition macht eine Abgrenzung der beiden Begriffe Clinical Pathway und Leitlinie erforderlich, da diese in der betrieblichen Praxis oftmals synonym verwendet werden. Die Bundesärztekammer beschreibt den Begriff Leitlinie wie folgt: „ Eine Leitlinie ist eine systematisch entwickelte Entscheidungshilfe über eine angemessene Vorgehensweise bei speziellen diagnostischen und therapeutischen Problemstellungen.“[20] Damit sind Behandlungsempfehlungen für definierte Patientengruppen gemeint. Leitlinien sind rechtlich nicht bindend und haben daher weder haftungsbegründende noch haftungsbefreiende Wirkung. Clinical Pathways zielen im Gegensatz dazu darauf ab, die Qualität der Versorgung

---

[19] C. Scheu/ D.Ricken/ W.Hellmann, Klinische Pfade- Erstellung, Aufwand und Struktur, KMA 03/02 S.52
[20] vgl.: www . bundesaerztekammer. de,

zu erhöhen und Behandlungsabläufe zu standardisieren. Daraus ergibt sich insgesamt, dass interne Leitlinien ein Kernelement von Clinical Pathways sind. Sie sind somit weder mit ihnen gleichzusetzen noch eine Alternative zu ihnen. Vielmehr stellt ein Clinical Pathway eine Art Algorithmus dar, mit dem interne Leitlinien und Behandlungsziele (sowohl medizinisch als auch ökonomisch) umgesetzt werden können.
Dabei lassen sich folgende Ziele durch die Einführung von Clinical Pathways erreichen.

a. **Steigerung der Patientenzufriedenheit:** Durch klar definierte Abläufe wird der medizinische Behandlungsprozess für den Patienten transparenter. Gleichzeitig wird der Patient besser in den Ablauf integriert. Da Clinical Pathways Bestandteil des Prozessmanagements sind (siehe 1.2.1), ist durch ihre Einführung mit der Verringerung von Wartezeiten an Schnittstellen zu rechnen. Das trägt neben der Optimierung von Arbeitsabläufen auch zur Steigerung der Patientenzufriedenheit bei.
b. **Verbesserung der Ergebnisqualität:** Da sich Clinical Pathways an denen von den Medizinischen Fachgesellschaften entwickelten Leitlinien orientieren, stellen sie eine Möglichkeit dar, die Ergebnisqualität der medizinischen Behandlung zu verbessern. Dabei muss diese vom Krankenhaus vorher definiert werden. Die genannten Leitlinien stellen dabei lediglich Handlungsempfehlungen dar.
c. **Verringerung der Behandlungskosten:** Durch Optimierung und die Straffung des Behandlungsprozesses ist mit einer Verringerung der Verweildauer zu rechnen. Diese Verweildauerverkürzung und die Vermeidung von unnötigen Doppeluntersuchungen werden zwangsläufig zu einer Reduzierung der Behandlungskosten führen.

Um die genannten Punkte erfolgreich umzusetzen zu können, ist eine Erfassung der Personal- und Sachkosten des Pfades bzw. einzelner Pfadschritte notwendig. Schwierigkeiten bereitet dabei vor allem die Zuordnung der Gemeinkosten. Deshalb stellen Clinical Pathways lediglich eine Hilfe bei der Zuordnung von Einzelkosten auf die jeweiligen Prozesse dar und unterstützen somit den Übergang zur Prozesskostenrechnung im Krankenhaus. Ein Vergleich der anfallenden Kosten für eine medizinische Behandlung mit den durch die Fallpauschalen festgeschriebenen Erlösen ist dadurch möglich.
Da das Krankenhaus ein Unternehmen mit Versorgungsauftrag darstellt, ist es ihm unmöglich Leistungen trotz eines ungünstigen Kosten-Erlös-Verhältnisses nicht mehr zu erbringen. Der Einsatz von Clinical Pathways schafft einen Überblick über die Kostenstruktur der häufigsten Leistungen und über eventuell vorhandenes Optimierungspotenzial.

Von der Erstellung und Implementierung von Clinical Pathways in den Krankenhausbetrieb profitieren auch die verschiedenen Berufsgruppen im Krankenhaus. Für den Pflegedienst beispielsweise stellen sie eine Arbeitsunterstützung dar, da sie die Abfolge einzelner Arbeitschritte festlegen. Ärzte profitieren nach erfolgreicher Umsetzung vor allem durch eine geregelte Kommunikation mit dem Pflegedienst und geringerem Dokumentationsaufwand durch vorbereitete Formulare. Alle Bereiche erhalten bessere Kenntnisse über die eigenen Leistungen und deren Kosten. Auf diese Weise erhöht sich das Kostenbewusstsein der Mitarbeiter. Für das gesamte Krankenhaus kann der Einsatz von Clinical Pathways zu einer gesteigerten Wettbewerbsfähigkeit führen und damit eine Verbesserung der Marktposition bedeuten.

Die Einführung von Clinical Pathways im Krankenhaus sollte im Sinne des PDCA- Zyklus (Plan- Do- Check- Act) erfolgen. So wird sicher gestellt, dass ein Prozess nicht nur einmalig verbessert wird, sondern eine kontinuierliche Optimierung der Behandlungsabläufe erreicht werden kann. Folgende Abbildung stellt den Ablauf eines PDCA- Zyklus zur Pfadimplementierung dar.

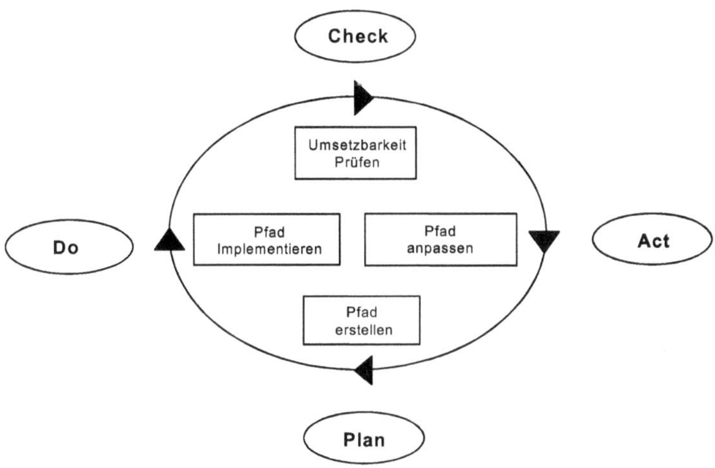

Abbildung 4: Der PDCA- Zyklus
(eigene Darstellung in Anlehnung an: *Töpfer, Armin: Kundenzufriedenheit- Messen und Steigern, S.541*)

Die Plan-Phase besteht vor allem darin, die genannten Ziele für das eigene Krankenhaus abzuwandeln und dabei die Prioritäten festzulegen.
Es müssen Kriterien definiert werden, nach denen ein Behandlungsfall in den Clinical Pathway eintritt. In Ländern, in denen solche standardisierten Behandlungsabläufe bereits eingesetzt werden, wird zur Festlegung des Pfadeintritts die Aufnahmediagnose genutzt. Für die in dieser Arbeit betrachtete Fallpauschale 14.02 werden folgende Eintrittskriterien zu Grunde gelegt:

- Aufnahmediagnose
- Medizinische Prozedur (vgl. 1.3.2).

Die Zuordnung eines Behandlungsfalls zu einem Clinical Pathway erfolgt nicht endgültig. Sollte sich im Verlauf der Behandlung abzeichnen, dass für den betreffenden Patienten zusätzlicher Aufwand in Diagnostik oder Therapie notwendig ist, so muss der Behandlungspfad verlassen werden. Ebenfalls möglich ist der Austritt aus dem Clinical Pathway, wenn während der Untersuchung Begleiterkrankungen bzw. zusätzliche Diagnosen festgestellt werden, welche einer zusätzlichen Behandlung bedürfen. Damit wird auch der ärztlichen Diagnose- und Therapiefreiheit zum Wohle des Patienten Rechnung getragen.
Folgende Grafik soll die Phase des Pfadeintritts verdeutlichen.

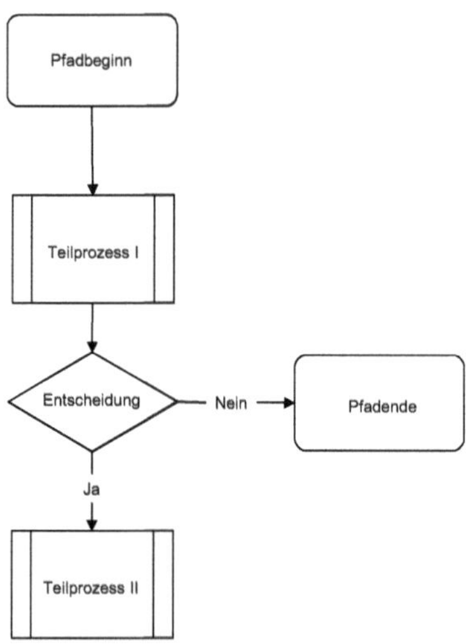

Abbildung 5: Beginn eines Behandlungspfades, Darstellung im Flussdiagramm

Im Prozessschritt „ Entscheidung“ wird geprüft, ob das vorher definierte Kriterium (z.B. entsprechende Diagnose) erfüllt ist. Wenn nicht, wird der Behandlungspfad bereits an dieser Stelle verlassen. Solche Prüfungen sind im weiteren Verlauf der Behandlung immer wieder durchzuführen, um die optimale Versorgung des Patienten sicherzustellen. Zu Beginn einer Pfaderstellung ist immer die Analyse des IST- Zustandes notwendig. Dabei muss beachtet werden, dass bereits hier sichtbare Fehler oder uneffiziente Abläufe unverändert in die IST-Analyse übernommen werden.

Diese kann dann die Grundlage für die Entwicklung eines Clinical Pathway für die entsprechenden Behandlungsfälle bilden und soll deshalb ein Ziel dieser Arbeit sein.

In weiteren Schritten im Sinne des PDCA- Zyklus erfolgt dann die Festlegung der medizinisch notwendigen Tätigkeiten an den einzelnen Entscheidungspunkten. Dabei sind die bereits erwähnten Leitlinien der medizinischen Fachgesellschaften zu berücksichtigen und die behandelnden Ärzte mit einzubeziehen. Der so entstandene Clinical Pathway muss daraufhin auf seine praktische Umsetzbarkeit geprüft und gegebenenfalls modifiziert werden. Die vollständige Implementierung ist mit erheblichen zeitlichem und personellem Aufwand verbunden und sollte deshalb in speziell dafür gebildeten interdisziplinären Arbeitsgruppen umgesetzt werden.

2. Prozessanalyse des Behandlungsablaufs zur Erbringung der Fallpauschale 14.02

2.1. Darstellung der Aufbauorganisation der Urologischen Klinik

Die Urologische Klinik der Kreiskrankenhaus Greiz GmbH besteht aus einer Station mit eigenem OP- Bereich. Der stationäre Teil umfasst 25 Planbetten und befindet sich auf gleicher Ebene zum OP-Trakt, in dem die hier zu Grunde liegende medizinische Leistung hauptsächlich erbracht wird. Daraus resultiert ein im Vergleich zu anderen Fachabteilungen relativ geringer Transportaufwand zwischen Station und Eingriffsraum. Die Betrachtung der baulichen und organisatorischen Voraussetzungen eines Krankenhauses bei der Erstellung eines Clinical Pathway gewährleistet dessen spätere Umsetzbarkeit in die Praxis.
In der Urologischen Klinik wurden 2001 1.275 Patienten an 10.084 Pflegetagen behandelt. Die Summe der Pflegetage ergibt sich aus der Addition der Verweildauern des jeweiligen Krankenhausaufenthaltes eines jedes Patienten. Die durchschnittliche Verweildauer eines Patienten in der Urologischen Klinik lag 2001 bei 6,77 Tage (vgl: gesamtes Krankenhaus 8,96 Tage).
Die Fallzahl der dieser Arbeit zu Grunde liegenden Fallpauschale 14.02 konnte im Vergleich der Jahre 2000/ 2001 von 82 auf 103 erhöht werden. Das entspricht einer Steigerung von 20,39 %. Die durchschnittliche Verweildauer eines Patienten der untersuchten Fallpauschale betrug im Jahr 2000 8,68 Tage und 9,05 Tage im Jahr 2001.

2.2. Betrachtungen zur Fallpauschale 14.02

Der untersuchte medizinische Leistungsprozess wurde nach verschiedenen Kriterien sorgfältig ausgewählt, da sich nicht jede Behandlung zu einer Pfadimplementierung eignet.
So kann diese Arbeit die Grundlage für die Erstellung eines Clinical Pathway bilden. Die Auswahl erfolgte unter Berücksichtigung klinischer und strategischer Gesichtspunkte in Absprache mit dem zuständigen medizinischen Personal und der Geschäftsführung.

Um einen Clinical Pathway erfolgreich in der Praxis einsetzen zu können, ist es notwendig, dass die diagnostischen und therapeutischen Behandlungsalternativen neben dem Pfad beschränkt sind. Sonst erscheint eine Standardisierung von Behandlungsabläufen wenig sinnvoll. Desweiteren sollte die betreffende Patientengruppe im Bezug auf Alter und eventuell vorhandene Begleiterkrankungen möglichst homogen sein.

Im Jahr 2001 wurden in der Kreiskrankenhaus Greiz GmbH 103 Behandlungsfälle nach der Fallpauschale 14.02 erbracht und abgerechnet. Davon ließen sich 77 (ca.75%) der Altersgruppe 51- 75 Jahre zuordnen. Durch diesen Zahlenwert und die Art der Erkrankung, die der Behandlung zu Grunde liegt (Krankheit der männlichen Geschlechtsorgane) ist es möglich, von einer relativen Homogenität der Patientengruppe auszugehen. Die Alternativen außerhalb eines möglichen Behandlungspfades sind begrenzt. Bei 90 der 103 Behandlungsfälle wurde als Hauptdiagnose Prostatahyperplasie (N40) gestellt. Es handelt sich hierbei um eine „... Vergrößerung der Prostata durch numerische Zunahme der Zellen und Drüsen des Stromas."[21] Zu deren operativen Behandlung können nach Aussagen der behandelnden Ärzte lediglich ein offen- chirurgischer oder ein transurethraler[22] Eingriff angewendet werden. Laut Fallpauschalenkatalog führt nur letztere Operationsmethode zu einer Vergütung des Behandlungsfalls nach der Fallpauschale 14.02. Eine Begrenzung der Alternativen in Therapie und Diagnostik ist somit gegeben. Daraus wird ersichtlich, dass unter klinischen Gesichtspunkten die Leistung zur Fallpauschale 14.02 (Transurethrale Elektroresektion eines Prostataadenoms[23]) zur Erstellung und Einführung eines Behandlungspfades geeignet ist.

Die Erläuterung der strategischen Auswahlkriterien für die Fallpauschale 14.02 erfolgt in 3.1.

---

[21] vgl.: Pschyrembel- Klinisches Wörterbuch: S.1298

[22] (latein.) zur/ durch die Harnröhre

[23] vgl.: Bundesweiter Entgeltkatalog für Fallpauschalen nach § 17 Abs.2a KHG, Anlage 1

2.3. Darstellung des Prozessablaufs zur Erbringung der Fallpauschale 14.02

2.3.1. Gesamtprozess (auch graphisch)

Als Gesamtprozess soll hier der gesamte Krankenhausbehandlungsprozess von der Aufnahme bis zur Entlassung des Patienten betrachtet werden. Zur Verbesserung der Darstellung von einzelnen Arbeitschritten und Beziehungen zu vor- und nachgelagerten Prozessen erfolgte eine Auflösung des Gesamtprozesses in horizontaler Richtung.

Die zeitliche Abfolge der einzelnen Teilprozesse wird in folgender Abbildung dargestellt.

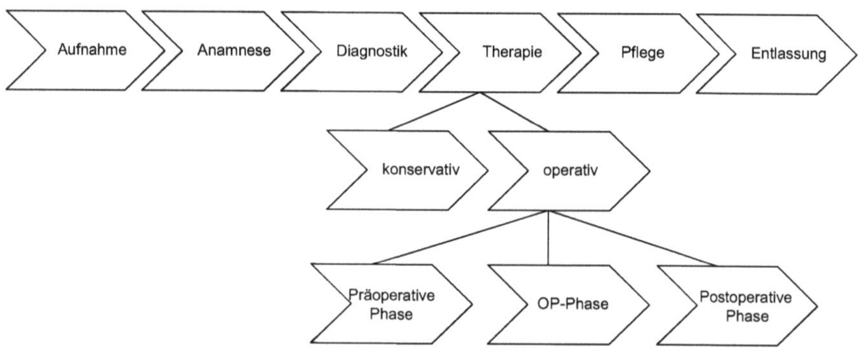

Abbildung 6: Krankenhausbehandlungsprozess
(eigene Darstellung in Anlehnung an: *Greulich/Thiele: Prozessmanagement im Krankenhaus S.23*)

Die Entscheidung, in welche Teilschritte der Behandlungsprozess zerlegt werden sollte, wurde bei der Auswertung der Zeiterfassungsbogen getroffen. Folgende Untergliederung wurde zur Analyse und Auswertung des Prozessablaufs des Gesamtprozesses gewählt:

- Teilprozess I: Präoperative Phase
- Teilprozess II: OP-Phase
- Teilprozess III: Postoperative oder Genesungsphase (siehe auch Abbildung 4)

Dabei beinhaltet jede der drei Phasen weitere Teilprozesse.
Die Analyse des Krankenhausbehandlungsprozesses erfolgte an 5 exemplarisch ausgewählten Patienten der Urologischen Klinik, bei denen im Beobachtungszeitraum die

Leistungen zur Fallpauschale 14.02 (vgl. 1.3.2) erbracht wurden. Während des Krankenhausaufenthalts wurde ein Zeiterfassungsbogen geführt, in dem der Behandlungs- und Pflegeaufwand detailliert erfasst wurde. Dieser Bogen wurde der Patientenakte beigefügt und jeder Arbeitsschritt von den Mitarbeitern der Urologischen Klinik dokumentiert. Nach Entlassung der Patienten erhielt der Verfasser alle ausgegebenen Zeiterfassungsbögen ausgefüllt zurück.

Für die Datenerhebung wurde der Chefarzt der Urologischen Klinik gebeten, die Behandlungsfälle im Untersuchungszeitraum nach den Eintrittskriterien (vgl. 1.2.2) zu selektieren. Bei dieser Überprüfung ließen sich die in Abbildung 6 dargestellten Patienten einem Clinical Pathway für die Erbringung der Fallpauschale 14.02 zuordnen. Laut Aussagen der behandelnden Ärzte spiegeln die untersuchten Behandlungsfälle ein realistisches Bild des Behandlungsprozesses wider. Weitere Patienten hätten aufgrund von verschiedenen Prozeduren oder Diagnosen in andere Pfade eingruppiert werden müssen.

Da die Erstellung eines Clinical Pathway dynamisch erfolgt, kommt es mehr auf homogene Behandlungsfälle als auf eine große Anzahl von Untersuchungsobjekten an. So wird gewährleistet, dass neue wissenschaftliche Erkenntnisse zur Anpassung des Pfades führen können.

Auswertung I: Zeiterfassungsbogen TUR-(P)						
	Alter	stationäre Aufnahme	Operation	Entlassung	Entlassung am (postoperativer Tag)	Gesamte Verweildauer (in Tagen)
Patient A	73	05.06.02	06.06.02	10.06.02	5	6
Patient B	64	02.06.02	03.06.02	07.06.02	5	6
Patient C	75	05.06.02	06.06.02	14.06.02	9	10
Patient D	69	05.06.02	06.06.02	13.06.02	8	9
Patient E	72	05.06.02	06.06.02	11.06.02	7	8

Abbildung 7: Auswertung der Zeiterfassungsbogen nach allgemeinen Patientendaten

Aus dieser Tabelle wird ersichtlich, dass die ausgewählten Fälle sowohl beim Patientenalter als auch bei der Dauer des Krankenhausaufenthalts eine Homogenität aufweisen.

Bei den fünf betrachteten Patientenfällen lag die durchschnittliche Verweildauer im Krankenhaus bei 7,80 Tagen und damit deutlich unter der mit 9,05 Tagen angegebenen durchschnittlichen Verweildauer aus dem Jahr 2001. Diese Differenz resultiert aus der Tatsache, dass bei der Berechnung des Jahresdurchschnittswertes auch die Patienten berücksichtigt wurden, bei denen sich der Krankenhausaufenthalt durch Komplikationen oder Begleiterkrankungen erheblich verlängerte. Im Fallpauschalenkatalog ist die Verweildauer der Fallpauschale 14.02 mit 12,34 Tagen angegeben. Von 103 Patienten lagen 20 länger als 13 Tage im Krankenhaus. Eine Analyse der medizinischen Dokumentation ergab, dass es bei diesen Behandlungsfällen postoperativ zu Komplikationen in Form von Harnwegsinfektionen bzw. Nachblutungen in Folge des Eingriffs kam, die eine Verlängerung des Krankenhausaufenthalts erforderten.

Eine Behandlung nach dem entwickelten Clinical Pathway erscheint deshalb für die genannten Patienten ungeeignet, obwohl die Eintrittskriterien „Hauptdiagnose" und „medizinische Prozedur" erfüllt waren. Um den erhöhten Aufwand in Therapie und Pflege zu gewährleisten, hätte der ursprüngliche Pfad verlassen und die Behandlung auf einem anderen, sich modular anschließenden, Clinical Pathway fortgesetzt werden müssen (siehe auch Abb.5).

Das Kernstück des betrachteten Behandlungsablauf bildet die eigentliche Operation, die in Verbindung mit der entsprechenden Diagnose in die Fallpauschale 14.02 führt. Es handelt sich hierbei um eine planbare Operation, bei der dem Patienten die Diagnose bereits nach einer Untersuchung durch den niedergelassenen Arzt mitgeteilt wurde oder seit längerem bekannt ist. Mit einer Aufnahme als akuter Notfall ist nach Aussage der Ärzte nicht zur rechnen. Der Zeitpunkt der Krankenhausaufnahme richtet sich nach einem vorher vereinbarten OP-Termin. Diese OP- Planung erfolgt durch die Ärzte der Urologischen Klinik in Absprache mit den niedergelassenen Ärzten wöchentlich. Alle betrachteten Patienten wurden am Tag 2 ihres Krankenhausaufenthalts operiert. Dem Patienten ist zum Zeitpunkt der Krankenhausaufnahme der OP-Tag bereits bekannt.

Auf die Operation folgt eine stationäre Genesungsphase, die bei den betrachteten Patienten zwischen 5 – 9 Tagen lag.

Auf die drei Teilprozesse Präoperative Phase, OP-Ablauf, Postoperative Phase wird in den folgenden Gliederungspunkten näher eingegangen.

2.3.2. Teilprozess: Präoperative Phase

Die Präoperative Phase beinhaltet die Behandlung des Patienten von der stationären Aufnahme bis zum Operationsbeginn. Es soll sowohl der gesamte Ablauf als auch die spezielle OP-Vorbereitung des Patienten als Teilprozess betrachtet werden.

Die stationäre Aufnahme erfolgt nach einem standardisierten Verfahren durch eine Pflegekraft der Urologischen Klinik. Sie macht den Patienten während eines Rundgangs mit der Station vertraut und füllt das Formular „ Erstgespräch" gemeinsam mit dem Patienten aus. Die Erfassung der Patientenstammdaten erfolgt bereits vorab im Zentralen Empfang des Krankenhauses. Der Patient wird danach zu notwendigen Röntgen- und EKG-Voruntersuchungen angemeldet. Anschließend erfolgt eine Blutentnahme, deren Auswertung im Krankenhauslabor vorgenommen wird. Insgesamt dauert das Verfahren der stationären Aufnahme bei den beobachteten Patienten durchschnittlich 38,4 Minuten. Es wurde festgestellt das es zwischen den einzelnen Tätigkeitsschritten teilweise zu erheblichen Verzögerungen und damit zu Wartezeiten kam. Diese resultierten aus der Tatsache, dass alle Patienten am Aufnahmetag auf 10.00 Uhr einbestellt worden sind.

Ebenfalls am Aufnahmetag erfolgt die erste Untersuchung durch die behandelnden Ärzte. Neben der Anamneseerhebung kommen dabei verschiedene diagnostische Verfahren zur Anwendung. Nach Vorliegen der Ergebnisse von Ultraschalluntersuchungen verschiedener Organe (Niere, Harnblase, Prostata) sowie einer Uroflowmetrie[24], wird die weitere Therapie im Gespräch mit dem Patienten besprochen und geplant. Es werden Behandlungsalternativen erläutert und der Patient über die bevorstehende Operation aufgeklärt. Dabei werden ihm die Risiken und mögliche Folgen des Eingriffs erläutert. Anschließend erfolgt im Gespräch mit dem Anästhesisten die Aufklärung über die notwendige Narkose. Die Zustimmung des Patienten ist Voraussetzung für die weitere Krankenhausbehandlung. Die Dauer dieser Untersuchungen betrug durchschnittlich 74 Minuten. Mit der Festlegung der Therapieform und damit der medizinischen Prozedur erfolgt der eigentliche Eintritt des Patienten in den Clinical Pathway. Folgende Grafik soll den Prozess der Entscheidung für den Clinical Pathway verdeutlichen.

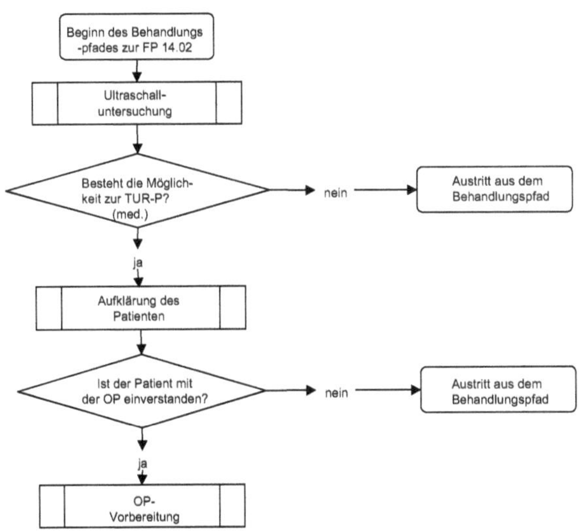

Abbildung 8: Flussdiagramm- Einstiegskriterien in einen Clinical Pathway

[24] vgl. Pschyrembel:- diagnostisches Verfahren zur Erkennung von Blasenentleerungsstörungen, Messung der Harnmenge pro Zeiteinheit

Verlässt der Patient an einer der Entscheidungsstellen den Clinical Pathway, so ist eine Weiterbehandlung auf einem strukturell ähnlichen Behandlungspfad denkbar. Bei der Erstellung und Implementierung von Clinical Pathways lassen sich so Synergieeffekte nutzen.

Unter dem Aspekt der Patientenzufriedenheit wurde auch die Wartezeit auf die erste ärztliche Untersuchung nach der stationären Aufnahme erfasst. Dabei ergaben sich erhebliche Unterschiede bei den betrachteten Behandlungsfällen. Nachfolgende Grafik gibt darüber einen Überblick.

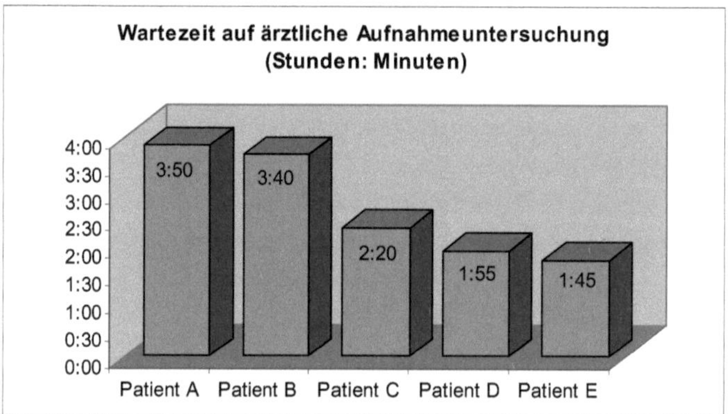

Abbildung 9: Auswertung Zeiterfassungsbogen- Darstellung der Wartezeiten

Bei den Patienten A und B wurden diese Leerzeiten durch das Pflegepersonal genutzt, um für den Patienten weitere Untersuchungen in anderen Abteilungen (beispielsweise Röntgen) zu veranlassen. Für die drei anderen Patienten blieb diese Zeit ungenutzt.

Der Teilprozess „OP- Vorbereitung“ beginnt am 2. Tag des Krankenhausaufenthaltes und stellt gleichzeitig den Abschluss der präoperativen Phase dar. Parallel laufen dabei Tätigkeiten zur Vorbereitung des Patienten und die Vorbereitung von OP-Saal und Personal auf den bevorstehenden Eingriff ab. Noch im stationären Bereich erhält der Patient die entsprechende Prämedikation und Thromboseprophylaxe. Weiterhin wird gegebenenfalls das OP-Gebiet rasiert und der Patient zum OP-Saal transportiert. Der Transport wird dabei vom Pflegepersonal der Station übernommen und dauerte durchschnittlich 8,6 Minuten. Die präoperative Phase endet im stationären Bereich mit der Übergabe des Patienten an das OP-Personal. Hier sind die Vorbereitungen beim Eintreffen des Patienten weitestgehend abgeschlossen, so dass mit der Einleitung der Narkose die präoperative Phase endet.

Der gesamte Ablauf der OP- Vorbereitung wurde in einem Ursache- Wirkungsdiagramm graphisch dargestellt.

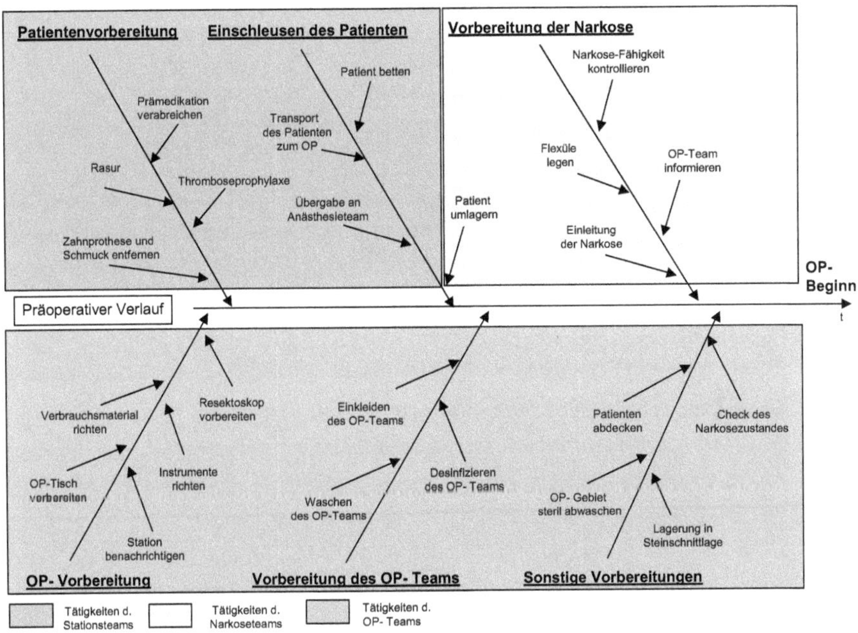

Abbildung 10: Ursache- Wirkung- Diagramm: Präoperative Phase

Die einzelnen Tätigkeiten sind dabei in chronologischer Reihenfolge von links nach rechts angeordnet worden. Man kann dabei erkennen, welche Arbeitsprozesse auf Station und im OP-Saal zeitgleich ablaufen. Der Vorteil dieser Darstellungsform besteht darin, dass man die Auswirkungen verschiedener kleinerer Teilprozesse auf den Gesamtprozess erkennen kann. „ So werden einem Problem potentielle Fehlerursachen zugeordnet. Die wahrscheinlichste Ursache wird dabei ausgewählt und überprüft, um dann Lösungsalternativen zu entwickeln.“[25]

[25] Kaminske/ Brauer: Qualitätsmanagement von A-Z , München 1995, S.180

2.3.3. Teilprozess: OP-Ablauf

Mit der Einleitung der Narkose beginnt der Teilprozess OP-Ablauf. Für den hier zu Grunde liegenden Eingriff wird eine Maskennarkose mit intravenöser Einleitung oder eine Spinalanästhesie angewendet. Die Einleitung der Narkose erfolgt durch einen Anästhesisten, der auch im Verlauf der Operation den Patienten überwacht. Dabei assistiert ihm eine Anästhesiefachschwester.

Den eigentlichen Eingriff nimmt ein Operateur aus der Urologischen Klinik mit 2 OP-Schwestern vor. Somit besteht der Personalbedarf für eine Transurethrale Operation der Prostata aus 2 Ärzten und 3 Pflegekräften.

Während des Eingriffs wird ein optisches Instrument (Resektoskop) unter Sicht durch die Harnröhre bis zur Prostata eingeführt. Mit einer elektrischen Schlinge (Hochfrequenzstrom) wird das Prostatagewebe soweit wie erforderlich abgetragen und anschließend ausgespült. Der Aufwand und damit die OP- Dauer richtet sich dabei nach der Größe des Prostataadenoms und nach Nebenbefunden, die während der Operation mitbehandelt werden können. Auftretende Blutungen werden ebenfalls mit Hochfrequenzstrom zum Stillstand gebracht. Eine Wundabdeckung ist nicht erforderlich.

Den Abschluss der Operation bildet das Einlegen eines Dauerkatheters in die Harnblase mit dem Anschluss einer Spüllösung. Die Schnitt-Naht-Zeit[26] und damit die OP- Phase betrug bei den untersuchten Behandlungsfällen durchschnittlich 70 Minuten.

2.3.4. Teilprozess: Postoperative Phase (Genesungsphase)

Die Postoperative Phase beginnt zum Zeitpunkt der Übergabe des Patienten vom OP an die Station. Der Patient gelangt von dort zur Überwachung zurück auf Station. Der Rücktransport in das Patientenzimmer erfolgt analog des Transports zum OP durch das Pflegepersonal. Eine Verlegung auf die Intensivstation ist nicht vorgesehen.

Zur Kontrolle der Vitalparameter (Allgemeinzustand, Blutdruck, Puls, Temperatur) wird am OP- Tag ein Überwachungsmonitor eingesetzt. Die Werte werden vom Pflegepersonal durchschnittlich alle 17 Minuten kontrolliert und dokumentiert. Eventuell in der Zwischenzeit auftretende Komplikationen werden durch das Gerät akustisch gemeldet. Die untersuchten Patienten wurden durchschnittlich 4 Stunden und 36 Minuten durch das Monitoring überwacht. Anschließend erfolgt die Kontrolle des Patientenzustandes manuell durch das Pflegepersonal. Während dieser Kontrollen werden die am Patienten angeschlossenen Infusionen und Spülungen überprüft und gegebenenfalls gewechselt.

---

[26] die Zeit vom ersten Hautschnitt bis zur letzten Hautnaht

Ein Ausschnitt des Prozesses „Patientenüberwachung“ als Teilprozess der Postoperativen Phase soll in folgender Grafik dargestellt werden. Der Überwachungsmonitor ist dabei bereits am Patienten angeschlossen.

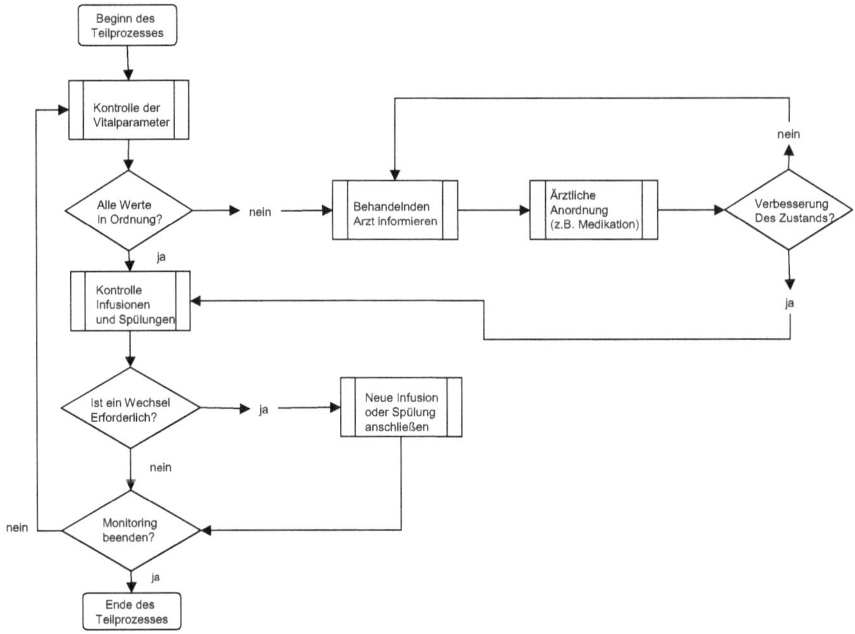

Abbildung 11: Flussdiagramm- Prozess: Patientenüberwachung

Am OP- Tag erfolgten bei den untersuchten Patienten bis zu 5 postoperative Kontrollen durch den behandelnden Arzt, wobei jede davon im Durchschnitt 8,3 Minuten dauerte. Dabei wird die Entwicklung des Allgemeinzustandes des Patienten im vergangenen Zeitraum überprüft und eventuell zusätzliche Medikationen angeordnet. Die folgenden postoperativen Behandlungstage sind hauptsächlich durch pflegerische Tätigkeiten gekennzeichnet. Die weiterführende Diagnostik zur Kontrolle des OP-Ergebnisses richtet sich nach dem Gesundheitszustand des Patienten. So wurde der, während des Eingriffs gelegte, Dauerkatheter bei den untersuchten Behandlungsfällen am 2. oder 3. postoperativen Tag entfernt. Bei Patient D konnte die Entfernung des Katheters erst am Tag 5 nach der Operation vorgenommen werden. Da bei den untersuchten Patienten der postoperative Verlauf regelgerecht erfolgte, wurden ärztliche Kontrollen des Behandlungsverlaufs nur 1-2 mal täglich während der Visiten durchgeführt. Ergaben die abschließendend durchgeführten

Ultraschalluntersuchungen, Uroflowmetrien sowie eine Laboruntersuchungen des Urins keinen Anlass zur Fortführung der Krankenhausbehandlung, so wurde der Patient am Folgetag entlassen. Zuvor führte der behandelte Arzt ein Entlassungsgespräch. Hier erhielt der Patient Informationen zum bisherigen Verlauf der Behandlung und Empfehlungen für eine ambulante Fortführung der Therapie. Die durchschnittliche Dauer dieses Gesprächs betrug bei den betrachteten Fällen 23 Minuten. Mit der Entlassung des Patienten endet die postoperative Phase und gleichzeitig der Clinical Pathway zur Operation und Behandlung der Diagnose Prostatahyperplasie (N40). Die folgende Grafik stellt die Abschlussuntersuchungen als Teilprozess der postoperativen Phase dar.

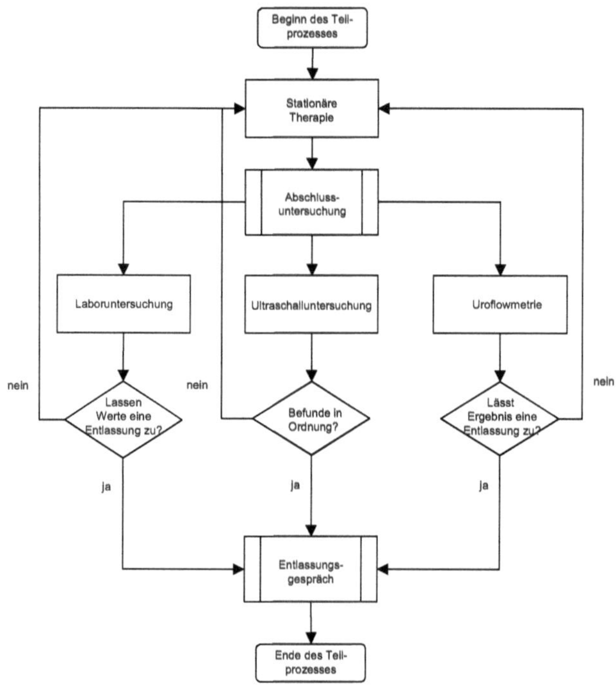

Abbildung 12: Flussdiagramm- Prozess: Entlassung des Patienten

3. Wirtschaftliche Analyse am Beispiel der Fallpauschale 14.02

3.1. Betrachtungen zur Erlössituation der Fallpauschale 14.02

Aus strategischer Sicht wurde bei der Auswahl des Untersuchungsobjektes vor allem geprüft, ob die medizinische Leistung in bezug auf Fallzahl und Umsatz für das Krankenhaus bzw. die Abteilung relevant ist. Ausgehend von der Charakteristik einer Fallpauschale steht der medizinischen Leistung ein Erlös von 2.186,65 € pro Behandlung gegenüber.
Das ergibt ausgehend von 103 Behandlungsfällen im Jahr 2001 einen Gesamtumsatz von 225.121,95 €. Im Jahr 2001 wurden in der Urologischen Klinik 1.275 Patienten versorgt und ein Gesamtumsatz von ca. 2,6 Mio.€ (2001) erbracht. Damit wurden ca. 8 % der Behandlungsfälle durch die Fallpauschale 14.02 vergütet. Eine Relevanz für das Unternehmen ist damit gegeben.
Daraus lässt sich ableiten, dass der medizinische Prozess zur Erbringung der Fallpauschale 14.02 auch aus strategischer Sicht für die Implementierung eines Behandlungspfades geeignet erscheint. Aus diesem Grund wurde er auch als repräsentativer Prozess der Kreiskrankenhaus Greiz GmbH als Basis für diese Arbeit ausgewählt.

3.2. Analyse der angefallenen Personalkosten

Die Personalkosten stellen einen überwiegenden Teil der Gesamtkosten eines Krankenhauses dar. In der Kreiskrankenhaus Greiz GmbH beträgt der Anteil der Personalkosten ca. 70 %. Sollen bei der Erbringung einer medizinischen Leistung Kosten und Erlöse gegenübergestellt werden, ist deshalb zuerst eine Betrachtung der Personalkosten notwendig. Die Grundlage dafür bildet die Kostenstellenzuordnung der beteiligten Mitarbeiter. Während der Behandlung wurden Mitarbeiter des ärztlichen Dienstes und des Pflegedienstes direkt am Patienten tätig. Die Ermittlung der dafür aufgewendeten Zeit im stationären Bereich erfolgte anhand des bereits beschriebenen Zeiterfassungsbogens (Anlage 1). Die Operations- und Narkosezeiten wurden dem OP-Modul des Krankenhausinformationssystems entnommen.
Die Mitarbeiter werden auf verschiedenen Kostenstellen geführt, während der Erlös der Fallpauschale 14.02 der Urologischen Klinik zugeordnet wird.
Die Basis für eine Berechnung der Personalkosten pro Minute Arbeitszeit bildeten die Bruttopersonalkosten des Jahres 2001. Der genaue Rechenweg wird in den folgenden Punkten für jede Dienstart genauer erläutert.

Bei Mitarbeiter dieser Kostenstellen deren Tätigkeiten nicht direkt dem Behandlungsfall zugeordnet werden können (z.B. Arztsekretärinnen), erfolgt später die Verrechnung der Personalkosten mit Hilfe der Umlage auf alle Patienten der Urologischen Klinik.

3.2.1. Ärztlicher Dienst

Zur Berechnung der Kosten ärztlicher Leistungen bei der Erbringung der Fallpauschale 14.02 wurden die Ergebnisse der durchgeführten Zeiterfassung genutzt. Hier ist die tatsächlich am Patienten aufgewendete Zeit dokumentiert. Zur Berechnung der Personalkosten pro Minute wurden die Gesamtpersonalkosten der Kostenstelle Urologische Klinik des Jahres 2001 zu Grunde gelegt. In folgender Tabelle ist der Rechenweg detailliert abgebildet:

Bezeichnung:	**Erläuterungen:**	**Betrag in €:**
Bruttopersonalkosten	pro Jahr	421.208,00
./. Anzahl Vollkräfte	Vollkräfte Urologie: 5	84.241.60
./. Arbeitstage	nach Kalender: 251 Arbeitstage abzüglich 12,6%[27] Ausfallzeit= 219,35 Tage	384,05
./. Arbeitsstunde	bei Vollkräften: 8 Stunden/ Arbeitstag	48,01
./. Minuten	60 Minuten/ Stunde	**0,80**

Tabelle 1: Personalkosten pro Minute ärztlicher Dienst Urologische Klinik

Für weiterführende Berechnungen wird für die Personalkosten des ärztlichen Dienstes pro Minute der Wert 0,80 € angesetzt. Durch die Bildung eines Mittelwertes für alle ärztlichen Mitarbeiter der Urologischen Klinik wurden die unterschiedlichen Personalkosten der verschiedenen medizinischen Hierarchiestufen (Chefarzt, Oberarzt, Assistenzarzt) ausgeglichen. Anknüpfend an die Untergliederung des Gesamtprozesses in die Teilprozesse

- Präoperative Phase
- OP- Phase
- Postoperative Phase

werden den einzelnen Prozessschritten die Personalkosten des ärztlichen Dienstes anhand der tatsächlich am Patienten erbrachten Arbeitszeit zugeordnet.

Der Inhalt und Ablauf des Prozesses ist in den Punkten 2.2.1. – 2.2.4 beschrieben.

[27] Dieser Wert gibt die durchschnittlichen Ausfallzeiten des Jahres 2001 für die jeweilige Dienstart und Kostenstelle an und beinhaltet Urlaub, Krankheit, Dienstreisen sowie sonstigen Arbeitsausfall.

- Präoperative Phase: (ärztlicher Dienst)

Die präoperative Phase beinhaltet an ärztlichen Leistungen vor allem die Anamneseerhebung und die Aufnahmeuntersuchung des Patienten. Anschließend wird dieser vom Operateur über die bevorstehende Operation und vom Anästhesisten über die dazugehörige Narkose aufgeklärt (vgl. 2.2.2).
Bei den untersuchten Behandlungsfällen betrug die Dauer dieser Untersuchungen und Gespräche durchschnittlich 74 Minuten. Eine weitere Betreuung des Patienten durch die behandelnden Ärzte ist am Aufnahmetag nicht vorgesehen.

Die Personalkosten betragen somit für den ärztlichen Dienst in der präoperativen Phase durchschnittlich 59,20 € (0,80 € x 74 Min.)

- OP- Phase: (ärztlicher Dienst)

Die OP- Phase ist aus personeller Sicht vor allem dadurch gekennzeichnet, dass hier gleichzeitig mehrere Ärzte am Patienten tätig werden. Diese Zusammenarbeit erfolgt interdisziplinär zwischen Operateur und Anästhesist.
Die Operation selbst wird von einem Arzt der Urologischen Klinik vorgenommen. Ein zweiter Arzt ist nicht vorgesehen.
Ausgehend von einer durchschnittlichen OP- Dauer von 70 Minuten fallen für den Operateur Personalkosten in Höhe von 56,00 € (0,80 € x 70 Min.) an.
Parallel zum Eingriff überwacht der anwesende Anästhesist den Zustand des Patienten.
Die Anästhesiezeit beginnt mit der Einleitung der Narkose und endet mit dem vollständigen Erwachen des Patienten und ist somit höher als die eigentliche OP-Zeit. Für die untersuchten Behandlungsfälle wurden durchschnittlich 99 Minuten Anästhesiezeit aufgewendet.

Der Anästhesist wird nicht auf der Kostenstelle Urologische Klinik geführt. Deshalb kann der ermittelte Minutenwert von 0,80 € hier nicht angesetzt werden

Bezeichnung:	Erläuterungen:	Betrag in €:
Bruttopersonalkosten	pro Jahr	753.738,82
⁒ Anzahl Vollkräfte	Vollkräfte Anästhesie: 7,78	96.881,60
⁒ Arbeitstage	nach Kalender: 251 Arbeitstage abzüglich 11,13%[28] Ausfallzeit= 223,06 Tage	434,33
⁒ Arbeitsstunde	bei Vollkräften: 8 Stunden/ Arbeitstag	54,29
⁒ Minuten	60 Minuten/ Stunde	**<u>0,90</u>**

Tabelle 2: Personalkosten pro Minute ärztlicher Dienst Klinik für Anästhesie

Die Berechnung in Tabelle 2 ergab einen Wert von 0,90 € für die Personalkosten pro Minute der Klinik für Anästhesie und Intensivtherapie. Das ergibt insgesamt eine Summe von 89,10 € (0,90 € x 99 Minuten) für die Dauer der Narkose.

Bei Addition der Personalkosten des Anästhesisten und des Operateurs, entsteht während der OP- Phase ein Gesamtaufwand von 145,10 € (56,00 € + 89,10 €) für den ärztlichen Dienst.

- Postoperative Phase (ärztlicher Dienst)

Die Dauer der postoperativen Phase ist von der Genesung des Patienten abhängig und aus diesem Grund bei den untersuchten Behandlungsfällen auch unterschiedlich. Durchschnittlich blieb der Patient nach der Operation noch 6,8 Tage im Krankenhaus. Die ärztliche Tätigkeit beschränkt sich in dieser Phase im wesentlichen auf Kontrollen während der Visiten und auf das Entlassungsgespräch. Dafür wurde täglich eine Zeit von durchschnittlich 19 Minuten am Patienten aufgewendet.
In der postoperativen Phase entstanden bei den untersuchten Behandlungsfällen Personalkosten in Höhe von 103,36 € (0,80 € x 19 Min. x 6,8 Tage).

Damit beträgt die Summe der Personalkosten im ärztlichen Dienst bei der Erbringung der analysierten Fallpauschale <u>307,66 €</u> (59,20 € + 145,10 € + 103,36 €).

[28] Dieser Wert gibt die durchschnittlichen Ausfallzeiten des Jahres 2001 für die jeweilige Dienstart und Kostenstelle an und beinhaltet Urlaub, Krankheit, Dienstreisen sowie sonstigen Arbeitsausfall.

3.2.2. Pflegedienst

Der größte Anteil des Arbeitsaufwands an den betrachteten Patienten entfiel nach Auswertung der Zeiterfassungsbogen auf das Pflegepersonal der Urologischen Klinik. Das ergab die Auswertung der ausgegebenen Zeiterfassungsbogen. Analog der Berechnung für den ärztlichen Dienst wurden die Kosten pro Minute Arbeitszeit ermittelt. Auch hier bilden die Bruttopersonalkosten des Jahres 2001 die Grundlage

Bezeichnung:	Erläuterungen:	Betrag in €:
Bruttopersonalkosten	pro Jahr	392.339,00
./. Anzahl Vollkräfte	Vollkräfte Urologie: 10,86	36.126,98
./. Arbeitstage	nach Kalender: 251 Arbeitstage abzüglich 13,99% Ausfallzeit= 215,89 Tage	167,40
./. Arbeitsstunde	bei Vollkräften: 8 Stunden/ Arbeitstag	20,92
./. Minuten	60 Minuten/ Stunde	**0,35**

Tabelle 3: Personalkosten pro Minute Pflegedienst Urologische Klinik

Anknüpfend an die Prozessanalyse und die Berechnung für den ärztlichen Dienst werden den einzelnen Prozessschritten die Personalkosten für den Pflegedienst zugeordnet.

- Präoperative Phase (Pflegedienst)

Die Tätigkeit der Mitarbeiter des Pflegedienstes beschränkt sich in der präoperativen Phase nicht nur auf den Aufnahmetag. Analog der Prozessanalyse in 2.2.2 gehört auch die Patientenvorbereitung für die Operation zu den Aufgaben in der präoperativen Phase.
Bis zur Übergabe des Patienten an das OP- Personal fielen bei den untersuchten Behandlungsfällen durchschnittlich 89,2 Minuten Arbeitszeit an.

Damit betrugen die Personalkosten für den Pflegedienst in diesem Teilprozess 32,22 € (0,35 € x 89,2 Min.).

- OP- Phase (Pflegedienst)

Entsprechend dem ärztlichen Dienst muss eine Untergliederung in OP- Team und Anästhesieteam vorgenommen werden, da beide gleichzeitig am Patienten tätig werden. Die Personalkosten für zwei assistierende OP-Schwestern und eine Anästhesieschwester

werden der Kostenstelle „Funktionsdienst- OP/ Anästhesie“ zugeordnet. Aus diesem Grund wurden die Personalkosten pro Minute analog dem in Tabelle 3 angegebenen Verfahren mit 0,40 € ermittelt.
Ausgehend von einer durchschnittlichen OP- Dauer (Schnitt-Naht-Zeit) von 70 Minuten betragen die Personalkosten für zwei OP-Schwestern insgesamt 56 € (0,40 € x 70 Min. x 2). Die Anästhesieschwester betreut den Patienten während der gesamten Narkosezeit. Da diese mit durchschnittlich 99 Minuten länger ist als die OP-Dauer, wurden für diesen Zeitraum 39,60 € (0,40 € x 99 Min.) an Personalkosten ermittelt.

Bei der Zusammenfassung der Kosten für OP- und Anästhesieschwestern ergibt sich für die OP-Phase ein Gesamtaufwand von 95,60 € (56,00 € + 39,60 €) im Pflegebereich.

- Postoperative Phase (Pflegedienst)

Dieser Teilprozess ist durch den hohen Pflegeaufwand in der Versorgung des Patienten bis zu seiner Entlassung gekennzeichnet. Dabei wird im Rahmen der postoperativen Überwachung bereits am OP- Tag der größte Aufwand notwendig (vgl. 2.2.4).
Bei den 5 untersuchten Behandlungsfällen entfielen auf diesen Tag durchschnittlich 257 Minuten Arbeitszeit und damit Personalkosten in Höhe von 102,80 € (0,35 € x 257 Min.)

Die Entwicklung der täglich am Patienten aufgewendeten Arbeitszeit wird in folgender Abbildung graphisch dargestellt.

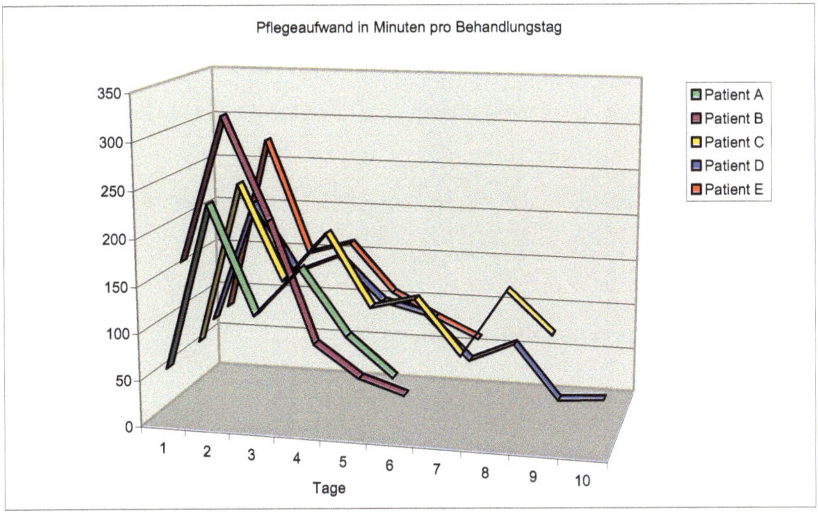

Abbildung 13: Darstellung des Pflegeaufwands während des Krankenhausaufenthalts

In der Abbildung 13 stellt der Tag 2 des Krankenhausaufenthalts den OP- Tag dar. Hier spiegelt sich der bereits genannte hohe Pflegeaufwand im Anschluss an den operativen Eingriff wider. Bei Patient C kam es im Verlauf der postoperativen Phase zu einer Komplikation, die das erneute Legen eines Blasenkatheters erforderlich machte. Im Verlauf der Kurve ist dieser zusätzliche Aufwand ersichtlich. Die erneute Prüfung auf Notwendigkeit eines Katheters ist im Clinical Pathway vorgesehen. Die Tätigkeit des Katheterlegens stellt damit lediglich die Wiederholung eines Prozessschrittes dar. Aus diesem Grund wurde der Patient C nicht von der Betrachtung ausgeschlossen.

Mit zunehmender Genesung und gleichzeitiger Mobilisierung des Patienten reduziert sich auch der Arbeitsaufwand für die Mitarbeiter des Pflegedienstes. Ab dem 1. postoperativen Tag wurden täglich durchschnittlich 99,50 Minuten Arbeitszeit direkt am Patienten aufgewendet, was einem Betrag von 34,83 € (0,35 € x 99,50 Min.) entspricht.

Analog dem ärztlichen Dienst wurde eine durchschnittliche postoperative Verweildauer von 6,8 Tagen der Berechnung zu Grunde gelegt. Damit entstanden in der postoperativen Phase Personalkosten in Höhe von <u>339,61 €</u> (102,80 € + [6,8 Tage x 34,83 €]) im Pflegedienst der Urologischen Klinik.

Insgesamt betrugen damit die Personalkosten im Pflegedienst bei den untersuchten Patienten <u>467,43 €</u> (32,22 € + 95,60 € + 339,61 €).

Mit Hilfe einer Umlage auf alle behandelten Patienten werden die Personalkosten von Mitarbeitern der Urologischen Klinik, die nicht unmittelbar am Patienten tätig sind (z.B. Sekretärinnen), anteilig verrechnet. Ausgehend von 31.828,00 € bei 1275 Behandlungsfällen im Jahr 2001 ergab die Höhe der Umlage einen Wert von <u>24,96 €</u> pro Patient.

Im Gesamtprozess zur Erbringung der Fallpauschale 14.02 wurden Personalkosten in Höhe von **<u>800,05 €</u>** (307,66 € + 467,43 € + 24,96 €) ermittelt.

3.3. Analyse der angefallenen Sachkosten

3.3.1. Medizinischer Bedarf (Einzelkosten, Sammelkosten)

Neben den Personalkosten stellt der Verbrauch von Sachkosten einen großen Anteil bei der Krankenhausbehandlung dar. Die Definition der Sachkosten erfolgt nach der Krankenhausbuchführungsverordnung (KHBV) und wird wie folgt gegliedert.

Gliederung der Sachkosten	
Konten gruppe	**Bezeichnung**
65	Lebensmittel
66	Medizinischer Bedarf
67	Wasser, Energie, Brennstoffe
68	Wirtschaftsbedarf
69	Verwaltungsbedarf
70	Aufwendungen für zentrale Dienstleistungen
71	Wiederbeschaffte Gebrauchsgüter
72	Instandhaltung
73	Steuern, Abgaben, Versicherung
74	Zinsen und ähnliche Aufwendungen

Abbildung 14: Gliederung der Sachkosten
(Quelle: Auszug aus dem Kontenrahmen für die Buchführung, Anlage 4 der KHBV)

An dieser Stelle soll insbesondere auf die Kontengruppe 66 (Medizinscher Bedarf) eingegangen werden, die zusätzlich in verschiedene Kostenarten unterteilt wird. Die Verrechnung von Sachkosten der medizinischen und nichtmedizinischen Infrastruktur (Kontengruppen 65, 67- 74) auf die Behandlungsfälle erfolgt über eine Basiskostenstelle und wird im Punkt 3.4.3 erläutert.

Die Güter des medizinischen Bedarfs sind überwiegend Verbrauchsgüter, die nach § 2 Satz 1 Nr.3 Abgrenzungsverordnung (AbgrV)

- bei Verwendung im Leistungsprozess sofort verbraucht werden (z.B. Medikamente)
- unverwendbar werden (z.B. Einwegartikel)
- nur von einem Patienten genutzt werden können (z.B. Implantate, Herzschrittmacher)

Bei der Kalkulation der Fallkosten wird versucht, einen möglichst großen Teil dieser Artikel als Einzelkosten dem entsprechenden Patienten zuzuordnen. Die Bewertung dieser Einzelkosten erfolgt über die Anschaffungspreise. Bei Implantaten, Herzschrittmachern, Blutkonserven und speziellen Medikamenten ist eine direkte Zuordnung des Verbrauchs auf den einzelnen Behandlungsfall möglich. Bei Verbandsmitteln und Einwegartikeln kann diese Methode nicht angewendet werden, weil deren Verbrauch nicht für den einzelnen Patienten dokumentiert wird.

Im „Handbuch zur Kalkulation von Fallkosten, Version 2.0“ ist eine Verteilung der gesamten Kosten, die nicht als Einzelkosten zuordenbar sind, auf alle Behandlungsfälle der jeweiligen Klinik vorgesehen. Als Verteilungsschlüssel können dabei PPR- Minuten[29] oder ähnliche sachgerechte Systeme angewendet werden.
Für diese Arbeit wurde hier eine Verteilung der gesamten Kosten des medizinischen Bedarfs über die erbrachten Pflegetage (vgl. 2.1) gewählt. Dadurch ist sichergestellt, dass die unterschiedliche Verweildauer der Patienten hinreichend berücksichtigt wird und die Kostenverrechnung nach einer einheitlichen Methode erfolgt.

Die Verteilung der Sachkosten „Medizinischer Bedarf“ erfolgte auf Basis der Angaben des Jahres 2001. Hier wurde auf der Kostenstelle „Urologische Klinik“ folgender Verbrauch dokumentiert:

- Arzneimittel:	99.517,05 €
- Verbandsmittel	61.219,41 €
- Verbrauchsmaterial	1.852.91 €
- sonst. med. Bedarf	11.692,24 €

Somit betrug die Gesamtsumme der Kostengruppe „Medizinischer Bedarf“ 174.281,61 €.

In der Urologischen Klinik wurden 2001 1.275 Patienten an 10.084 Pflegetagen behandelt. Damit ergibt sich pro Patient und Behandlungstag eine Umlage von 17,82 € (174.281,61 € / 10.084).

[29] PPR- Pflegepersonalregelung: Zur Ermittlung des Bedarfs an Fachpersonals wurden die Patienten aufgrund der für sie notwendigen Pflegeleistungen täglich einer von neun Kategorien zugeordnet, für die jeweils entsprechende Minutenwerte zugrunde gelegt wurden.

Bei den untersuchten Behandlungsfällen wurden keine Güter des medizinischen Bedarfs verbraucht, die über Einzelkosten dem jeweiligen Patienten zugeordnet werden konnten.
Ausgehend von der ermittelten durchschnittlichen Verweildauer von 7,8 Tagen bei den betrachteten Behandlungsfällen beträgt die Höhe der Sachkosten **134,80 €** (7,8 x 17,82 €) für den gesamten Krankenhausaufenthalt.

3.3.2. Betrachtung von Abschreibungen auf medizinische Geräte

Ein Teil der Kosten eines Krankenhauses sind Abschreibungen auf Anlagegüter. Sie resultieren aus Investitionskosten und gehören, da die Anlagenfinanzierung zum größten Teil über öffentliche Fördermittel der Bundesländer getätigt wird, bisher nicht zu den sogenannten pflegesatzfähigen Kosten. Auch im neuen Vergütungssystem werden Abschreibungen allgemein als nicht DRG- relevante Kosten eingestuft.
Für Anlagegüter, die das Krankenhaus aus Eigenmitteln finanziert hat, müssen aber die entsprechenden Abschreibungen bei der Kalkulation berücksichtigt werden. Um eine gleichmäßige Verteilung dieser Kosten auf alle Patientenfälle zu erreichen, erfolgte die Verrechnung mit Hilfe der Pflegetage des gesamten Krankenhauses.
Im Jahr 2001 wurden in der Kreiskrankenhaus Greiz GmbH Anlagegüter im Wert von 797.915,00 € über Eigenmittel finanziert, und Patienten an 123.727 Pflegetagen behandelt.
Somit entfällt auf jeden Patienten ein Betrag von 6,45 € (797.915,00 €/ 123.727) pro Behandlungstag.
Für die untersuchten Behandlungsfälle der Urologischen Klinik mit einer durchschnittlichen Verweildauer von 7,8 Tagen beträgt die Umlage für Abschreibungen in diesem Zeitraum **50,30 €** (7,8 x 6,45 €).

3.4. Analyse sonstiger Kosten

3.4.1. Kosten für Laboruntersuchungen

Im Rahmen der stationären Aufnahme werden am Patienten Laborvoruntersuchungen vorgenommen, deren Ergebnisse in der weiteren Planung der Behandlung berücksichtigt werden müssen. Ein Teil der Laborleistungen wird im krankenhauseigenen Labor erbracht. Folgende Tabelle gibt eine Übersicht über die notwendigen Laborleistungen für die Erbringung der Fallpauschale 14.02:

Bezeichnung	Erbringende Stelle	Preis in €
Klinische Chemie	Krankenhauslabor	14,57
großes Blutbild	Krankenhauslabor	4,66
Blutgerinnung	Krankenhauslabor	15,73
mikroskop. Sediment	Krankenhauslabor	2,91
	Summe:	**37,87**

Tabelle 4: Übersicht über Leistungen des Krankenhauslabors

Außer bei der Aufnahme werden diese Untersuchungen auch zur Entlassung des Patienten durchgeführt (vgl.: Abbildung 12). Gibt es im Verlauf der Behandlung Anlass zur Annahme, dass sich die Laborparameter des Patienten verschlechtert haben, dann sind auch zwischenzeitliche Untersuchungen möglich. Bei den betrachteten Behandlungsfällen wurden die angegebenen Laborleistungen zweimal erbracht. Damit konnten dem einzelnen Behandlungsfall Kosten in Höhe von 75,74 € (2 x 37,87 €) zugeordnet werden.

Im Rahmen der Voruntersuchung in der präoperativen Phase werden auch notwendige Untersuchungen bei einer externen Laborpraxis angefordert. Deren Ergebnisse müssen in die Planung der Behandlung mit einbezogen werden, bzw. stellen eine wichtige Voraussetzung für die Therapie dar (z.B. Tumormarker).

Folgende Tabelle liefert darüber einen Überblick:

Bezeichnung	Erbringende Stelle	Preis in €
TSH- Hormonbestimmung	Laborpraxis	8,74
PSA-Tumormarker	Laborpraxis	10,49
Blutgruppenbestimmung	Laborpraxis	18,89
mikrobiol. Untersuchung	Laborpraxis	5,53
	Summe:	**43,65**

Tabelle 5: Übersicht über Leistungen der Laborpraxis

Im Gegensatz zu den Untersuchungen des Krankenhauslabors werden diese Bestimmungen pro Patient nur einmal durchgeführt. Da mit Veränderungen nicht zu rechnen ist, sind Wiederholungsuntersuchungen nicht erforderlich.

Insgesamt fallen bei der Erbringung der Fallpauschale 14.02 Laborkosten in Höhe von **119,39 €** [(2 x 37,87 €)+ 43,65 €] an.

Bei der Untersuchung der Laborleistungen wurde festgestellt, dass an dieser Stelle des Behandlungsprozesses die vorhandenen Ressourcen nicht optimal genutzt werden. So könnte beispielsweise auf die Bestimmung der Blutgruppe verzichtet werden, wenn bereits im Krankenhaus vorhandene Vorbefunde besser genutzt würden. Die Sedimentbestimmung im Urin könnte durch einen günstigeren Streifentest ersetzt werden. Erst wenn dieser Unregelmäßigkeiten anzeigt, muss eine mikroskopische Untersuchung durchgeführt werden. Auf diese Weise ließen sich Kosten reduzieren ohne die Qualität der Behandlung zu beeinflussen.

3.4.2. Kosten für EKG- und Röntgenuntersuchungen

Ebenfalls im Rahmen der stationären Aufnahme wurde bei allen betrachteten Fällen eine EKG- und Röntgenuntersuchung durchgeführt. Sie dienten der Überprüfung der OP- und Narkosefähigkeit des Patienten. Diese Leistungen werden in Abteilung Funktionsdiagnostik der Kreiskrankenhaus Greiz GmbH erbracht, welche folgende Werte für die einzelnen Untersuchungen ansetzt:

- Röntgenuntersuchung Thorax:	16,32 € (280 Punkte[30])
- EKG- Untersuchung	8,86 € (152 Punkte)

Beide Untersuchungen wurden bei den betrachteten Behandlungsfällen einmal während des Krankenhausaufenthalts durchgeführt. Damit fielen Kosten von insgesamt **25,18 €** pro Patient an.

3.4.3. Pathologie

Im Anschluss an den operativen Eingriff wird das entnommene Gewebe zum entgültigen Ausschluss einer Tumorerkrankung pathologisch- anatomisch untersucht. Dazu wird das Gewebe an das Institut für Pathologie am Wald- Klinikum Gera gesandt.
Der Kreiskrankenhaus Greiz GmbH wird für diese Untersuchung ein Betrag von **39,42 €** in Rechnung gestellt, der dem Behandlungsfall direkt zugeordnet werden kann.

3.4.4. Analyse der Basiskosten

Mit der Einführung des neuen Entgeltsystem wird die Höhe der Vergütung so kalkuliert, dass alle Kosten, die in Zusammenhang mit der Leistungserbringung stehen, abgegolten werden. Bisher wurden nur die Kosten betrachtet, welche dem Behandlungsfall direkt zugeordnet werden konnten (Laborkosten) oder mit denen die Kostenstelle „Urologische Klinik" belastet wurde (Personalkosten). Der vollständige Prozess zur Erbringung der Fallpauschale 14.02 verursacht jedoch zusätzlichen Aufwand in nichtmedizinischen Bereichen des Krankenhauses. Die Kosten müssen im Rahmen einer innerbetrieblichen Leistungsverrechnung anteilig auf die direkten Kostenstellen verteilt werden. Im Kalkulationsschema zur Ermittlung der Entgelthöhe im DRG- System sind zwei alternative Verfahren zur Kostenstellenverrechnung vorgesehen. Bei der ersten Alternative werden sämtliche Kostenstellen in die innerbetriebliche Leistungsverrechnung einbezogen. Bei der

[30] vgl. Gebührenordnung für Ärzte (GOÄ)- Nr. 5135* und 650*

zweiten Alternative handelt es sich um vereinfachtes Verfahren, bei der die Kostenstellen der nichtmedizinischen Infrastruktur in einer Basiskostenstelle zusammengefasst und gleichmäßig auf alle Behandlungsfälle des Krankenhauses verteilt werden. Diese Variante wurde in der Arbeit zur Umlage der Basiskosten angewendet, da eine verursachungsgerechte Verteilung aller Kosten nach Leistungsmengen nicht erreicht werden konnte

Die Basiskosten beinhalten die Personalkosten der nichtmedizinischen Abteilungen wie Krankenhausverwaltung oder technischer Dienst. Hierfür wurden in der Kreiskrankenhaus Greiz GmbH im Jahr 2001 eine Summe von 3.270.075,13 € aufgewendet.

Der zweite Teil der Basiskosten sind die angefallenen Sachkosten der nichtmedizinischen Infrastruktur. Hier sind die Kosten für Gebäude (Wasser, Energie, Brennstoffe, Instandhaltung) , Wirtschafts- und Verwaltungsbedarf (Wäscheversorgung, Reinigung) sowie Ausgaben für Steuern, Abgaben und Versicherungen enthalten
Die Höhe dieser Ausgaben betrug 7.287.261,06 € im Jahr 2001. Damit entfiel auf die Basiskostenstelle ein Betrag von 10.557.336,19 € (3.270.075,13 € + 7.287.261.,06 €).

Die gleichmäßige Verteilung auf alle Krankenhausfälle wird durch die Aufteilung nach Pflegetagen erreicht. So wird die unterschiedliche Verweildauer der einzelnen Patienten bei der Verrechnung der Basiskosten berücksichtigt.
Im Jahr 2001 wurden in der Kreiskrankenhaus Greiz GmbH die Patienten an 123.727 Pflegetage stationär behandelt. Somit ergibt sich eine Umlage der Basiskosten in Höhe von 85,32 € (10.557.336,19 € / 123.727) pro Behandlungstag und Patient.

Ausgehend von der ermittelten durchschnittlichen Verweildauer von 7,8 Tagen bei den betrachteten Behandlungsfällen beträgt die Höhe der Basiskosten **665,50 €** (7,8 x 85,33 €) für diesen Zeitraum.

3.5. Betrachtungen zum Deckungsbeitrag der Fallpauschale 14.02

Ausgehend von dieser Analyse verursacht der Gesamtprozess zur Erbringung der Fallpauschale 14.02 Gesamtkosten in Höhe 1.834,64 €. Der Erlös für das Krankenhaus beträgt im derzeitigen Vergütungssystem 2.186,65 €. Damit liegt ein positiver Deckungsbeitrag in Höhe von durchschnittlich 352,01 € vor. Das entspricht einem Wert von 16,09 %.

Folgende Grafik verdeutlicht die Verteilung der Kosten bei der Erbringung der Fallpauschale 14.02:

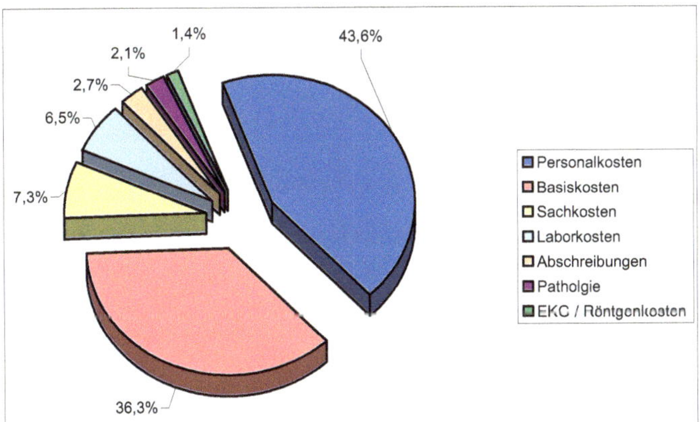

Abbildung 15: Aufteilung der Gesamtkosten
(Angaben in %)

Bei den fünf betrachteten Patientenfällen lag die durchschnittliche Verweildauer im Krankenhaus bei 7,80 Tagen und damit deutlich unter der mit 9,05 Tagen angegebenen durchschnittlichen Verweildauer für die Fallpauschale 14.02 aus dem Jahr 2001.

Die Berechnungen ergaben, dass jeder postoperative Behandlungstag im Krankenhaus Kosten in Höhe 159,62 € (15,20 € + 34,83 € +17,82 € + 6,45 € + 85,32 €) verursacht, ohne das sich der Erlös verändert. So lässt sich erkennen, dass der momentan positive Deckungsbeitrag ab dem 10. Tag aufgebraucht ist und die Behandlung danach nicht mehr kostendeckend erbracht werden kann.

Eine Verweildauerverkürzung ist aus diesem Grund unter DRG- Bedingungen anzustreben.

4. Ergebnisse der Prozessanalyse und Gestaltungsvorschläge

4.1. Gestaltungsmöglichkeiten für Aufbau- und Ablauforganisation in der Urologischen Klinik

4.1.1. Lösungsansätze zur Verbesserung der Ablauforganisation

Die Ist- Analyse der Prozesse zur Erbringung der Fallpauschale 14.02 in der Urologischen Klinik der Kreiskrankenhaus Greiz GmbH zeigt Optimierungspotential im planerischen und organisatorischen Bereich auf.
Bereits in der präoperativen Phase muss an der Reduzierung der teilweise sehr hohen Wartezeiten auf die ärztliche Aufnahmeuntersuchung gearbeitet werden. Einen Lösungsansatz bietet ein verändertes Patientenbestellsystem. Die Wartezeiten sind unter anderem auch damit zu erklären, dass alle Patienten am Aufnahmetag auf 10.00 Uhr bestellt werden.

Ein funktionierendes Bestellsystem setzt voraus, gleichzeitig den Ablauf der Patientenentlassung und der anschließenden Bettenaufbereitung zu modifizieren. Im Gegensatz zur Patientenaufnahme erfolgt die Entlassung zu keiner festen Zeit. Damit kann es dazu kommen, dass ein neuer Patient bereits im Krankenhaus eingetroffen ist, aber sich seine stationäre Aufnahme verzögert, weil noch kein Zimmer zur Verfügung steht. Solche Situationen wirken sich nicht nur auf die Patientenzufriedenheit aus, sondern verursachen auch beim Pflegepersonal zusätzlichen Arbeits- und Koordinationsaufwand.
Um diesen zu minimieren sollte dazu übergegangen werden, die Patienten am Entlassungstag möglichst zu einem feststehenden Zeitpunkt zu entlassen. Ist dieser bereits vor dem Beginn des Krankenhausaufenthaltes geplant, profitiert davon nicht zuletzt der Patient bzw. dessen Angehörige.

Einen weiteren Lösungsansatz bietet die verbesserte Zusammenarbeit der Stationen mit den Mitarbeitern der Bettenaufbereitung. So sollte das Bettenteam möglichst langfristig über eine geplante Entlassung informiert werden, um so die Termine mit allen Fachbereichen optimal koordinieren zu können.
Als kurzfristige Maßnahme wäre die Ausstattung der Mitarbeiter der Bettenaufbereitung mit einem mobilen Telefon empfehlenswert. So ließen sich Terminänderungen in Absprache mit den Stationen schneller realisieren.

Alle diese Maßnahmen tragen dazu bei, die Wartezeiten der Patienten auf ihre stationäre Aufnahme in der Urologischen Klinik zu verkürzen.

Die operativen Eingriffe zur Erbringung der Fallpauschale 14.02 erfolgen an 3 Wochentagen. Die Festlegung resultiert aus dem interdisziplinären Einsatz des benötigten Anästhesie- und OP- Personals und damit aus deren begrenzten Verfügbarkeit.
Im Interesse des Krankenhauses liegt eine hohe Auslastung des OP- Saals und dessen möglichst effektive Nutzung. So können die Kosten der einzelnen Operation reduziert werden. Damit besteht die Möglichkeit, den Erlös für die Krankenhausbehandlung eines Patienten zu optimieren.
Nach Aussagen der behandelnden Ärzte wäre eine bessere, interdisziplinär organisierte OP-Koordination wünschenswert. Dazu ist es notwendig die OP-Programmplanung für das gesamte Haus zentral zu organisieren, um die zur Verfügung stehenden räumlichen und personellen Ressourcen optimal einzusetzen. Die Erstellung eines OP-Plans sollte dabei möglichst langfristig (z.B. für zwei Wochen) erfolgen. Es müssen aber Kapazitäten für Notfälle freigehalten werden.

Einen weiteren Ansatz zur Verbesserung der Ablauforganisation des Gesamtprozesses stellen die Transportzeiten des Patienten zwischen stationärem und OP- Bereich dar. Probleme entstehen dabei aus der Tatsache, dass der Patient während des Transports von einer qualifizierten Pflegekraft[31] und einer pflegerischen Hilfskraft begleitet werden muss. Die ermittelte Transportzeit ist mit durchschnittlich 8,6 Minuten im Vergleich zu anderen Abteilungen verhältnismäßig gering. Geht man davon aus, dass teilweise bis zu 5 Operationen je OP- Tag durchgeführt werden, so beträgt die für den Transport notwendige Arbeitszeit dennoch 172 Minuten.
Mit der Fertigstellung des neuen Funktionsgebäudes der Kreiskrankenhaus Greiz GmbH wird auch der urologische Eingriffsraum in den Neubau verlagert. Neben der Verbesserung der medizinischen Infrastruktur erhöht sich auch die Wegstrecke zwischen dem stationären Bereich und den OP- Sälen. Zusätzlich wird die Benutzung eines Aufzugs erforderlich. Aus diesem Grund ist mit einem Anstieg der Transportzeiten zu rechnen.
Lösungsansätze bestehen darin, den Patiententransport abteilungsübergreifend zu organisieren, um das Stationspersonal zu entlasten. Zusätzliche Ressourcen liegen auch einer Optimierung der Planung von OP- Zeiten. Es ist notwendig das Pflegepersonal langfristig über die genauen Termine zu informieren, so dass Personal für den Transport bereit gestellt werden kann.

---

[31] vgl.: Pflegehandbuch der Kreiskrankenhaus Greiz GmbH: Standard C6: „ Vorbereitung des Patienten auf eine OP“

4.1.2. Grenzen der Gestaltungsmöglichkeiten

Die Notwendigkeit einer Terminvergabe für Aufnahme und Entlassung der Patienten wurde bereits genannt. Ein Bestellsystem analog dem in einer ambulanten Arztpraxis ist nicht ohne Änderungen in den stationären Sektor übertragbar. Der Grund dafür liegt im komplexeren Aufgabengebiet der Krankenhausärzte, welche sowohl im Stationsdienst als auch im OP eingesetzt werden. Somit ist eine termingenaue Aufnahme des Patienten nicht immer zu gewährleisten. Auch Notfälle sorgen dafür, dass selbst bei optimaler Organisation Wartezeiten nicht vollständig ausgeschlossen werden können. Um dieses Problem zu lösen, wäre die Einführung einer Aufnahmesprechstunde ein Ansatz. Dazu ist neben einem entsprechend ausgestatteten Raum auch die Freistellung des aufnehmenden Arztes von der Stationstätigkeit für den Aufnahmezeitraum notwendig.

Auch auf Seite der Patienten ist nicht immer Verständnis für eine zeitgenaue Krankenhausaufnahme gegeben. Nach Aussagen der behandelnden Ärzte halten sich besonders ältere Patienten nicht an die vorgegebene Bestellzeit von 10.00 Uhr. Viele von ihnen treffen bereits 1-2 Stunden vorher im Wartebereich der Urologischen Klinik ein. Bei Patientenbefragungen wurden hierfür meist folgende Gründe ermittelt:

- schlechte Parkplatzsituation:
  Verlängerte Wartezeiten werden vom Patienten in Kauf genommen, da die Parkplatzsuche um das Krankenhaus möglicherweise zeitaufwendig sein kann.
- schlechte Erreichbarkeit des Krankenhauses durch öffentliche Verkehrsmittel:
  Vor allem auswärtige Patienten sind auf Angehörige angewiesen und sind somit von deren Terminplanung abhängig.

Diese Punkte wirken sich ungünstig auf die Termineinhaltung und damit ein Patientenbestellsystem aus, sind aber durch die Mitarbeiter der Urologischen Klinik kurzfristig nicht zu beeinflussen. Seitens des Krankenhauses werden Lösungen dieses Problems angestrebt.

Ein kurzfristiger Ansatz liegt in der Einrichtung eines krankenhauseigenen Fahrdienstes für die Patienten. Diese werden dadurch unabhängiger von Terminen der Angehörigen und das Krankenhauspersonal kann die pünktliche Aufnahme oder Entlassung der Patienten direkt beeinflussen. Denkbar ist auch die Nutzung kommunaler Parkhäuser und – plätze durch Patienten und deren Angehörige. Die dabei anfallenden Gebühren könnten durch das Krankenhaus erstattet werden. Für die Strecke zwischen Innenstadt und Krankenhaus sollte dann zu festen Terminen ein „Shuttle-Service“ verkehren, der vom Krankenhaus organisiert wird. Somit wird die Erreichbarkeit des Hauses verbessert und die Patienten erhalten die

Möglichkeit, vereinbarte Termine pünktlich wahrzunehmen. Die Voraussetzungen an Personal und Fahrzeugen sollten auf diese Möglichkeit hin geprüft werden.
Perspektivisch werden mit dem Neubau des Bettenhauses neue Parkplätze entstehen und auch die Anbindung an öffentliche Verkehrsmittel verbessert.

Um Wartezeiten des Patienten zu verringern, sind auch Änderungen in Ablauf und Umfang der Aufnahmeuntersuchungen denkbar. Notwendige Vorraussetzung dafür ist eine Vereinheitlichung der Voruntersuchungen im niedergelassenen Bereich. So könnte bereits ein Großteil dieser Untersuchungen standardisiert vom einweisenden Arzt erbracht werden. Damit würden sich einmal die Dauer des stationären Aufenthaltes, besonders in der präoperativen Phase, und gleichzeitig dessen Kosten reduzieren.
So könnte beispielsweise die bereits genannte Uroflowmetrie auch ambulant erbracht und der Befund an das Krankenhaus übermittelt werden.
Begrenzt wird diese Möglichkeit durch die unterschiedliche technische Ausstattung der einzelnen Arztpraxen und durch die geringe Honorierung zusätzlicher Leistungen im niedergelassenen Bereich. Aus diesen Gründen besteht derzeit bei den einweisenden Ärzten wenig Interesse mit zusätzlichen Untersuchungen das Krankenhaus zu unterstützen. Vorschläge für eine verbesserte Kooperation mit dem ambulanten Sektor sollten im Krankenhaus erarbeitet werden.

Für die stationäre Aufnahme des Patienten ist es wünschenswert, dass die Aufklärungsgespräche interdisziplinär mit dem behandelnden Urologen und dem Anästhesisten durchgeführt werden. So könnte der Operateur den Patienten über mögliche OP- Methoden informieren und gleichzeitig ist mit dem Anästhesisten die Auswahl einer geeigneten Narkoseform möglich. Zur Erläuterung des Behandlungsablaufes kann hier der neu entwickelte Clinical Pathway eingesetzt werden. Dieser trägt zum besseren Verständnis des Patienten für den Prozessablauf bei, da Zusammenhänge besser ersichtlich werden. Man verringert damit die Angst des Patienten vor der Behandlung und bezieht ihn aktiv in den Prozessablauf ein. Gleichzeitig vermeidet man Wartezeiten zwischen den einzelnen Untersuchungen. Da die Anästhesisten fachabteilungsübergreifend tätig sind, ist hierfür eine Koordinierung der stationären Aufnahmen für das gesamte Krankenhaus notwendig.
Weiterführend sollte die Möglichkeit untersucht werden, die Aufklärungsgespräche über Behandlungsmethoden und Narkoseformen im Rahmen einer Sprechstunde bereits vor der stationären Aufnahme durchzuführen. An festgesetzten Terminen (z.B. einmal pro Woche) könnten die Patienten, die in der folgenden Woche operiert werden sollen, mit der Prozedur und der Krankenhausumgebung vertraut gemacht werden. Das würde die präoperative Phase und damit den Aufenthalt im Krankenhaus verkürzen.

4.2. Mögliche Auswirkungen auf die medizinische Technologie

Die transurethrale Resektion der Prostata, deren Prozessablauf in dieser Arbeit analysiert wurde, ist eine hochmoderne Operationsform. Durch ihre Einführung in der Kreiskrankenhaus Greiz GmbH konnte die Verweildauer der Patienten im Vergleich zum offen-chirurgischen Eingriff von 15,11 Tagen auf 9,05 Tage gesenkt werden. Aus diesem Grund sind kurzfristige Veränderungen der Operationstechnologie auch unter DRG-Bedingungen nicht zu erwarten. Im Verlauf der Behandlung kann es aber zu Veränderungen kommen. Auf eine Möglichkeit wird im folgenden eingegangen.

Wie bereits erwähnt, ist eine Verlegung der operierten Patienten auf die Intensivstation grundsätzlich nicht vorgesehen. Die postoperative Überwachung erfolgt mit Hilfe des Monitorings auf der Normalstation. Die Anästhesie ist im eigentlichem Sinne aber noch nicht abgeschlossen, wenn der Patient den OP-Saal verlässt.
Eine Alternative wäre die Einrichtung eines Aufwachraums für die Patienten der Urologischen Klinik. Ein Aufwachraum ist eine Intensiv- Überwachungseinheit, die als Schnittstelle zwischen OP-Saal und Normalstation dient. Die Funktion des Aufwachraums ist die weitergehende, engmaschige Überwachung des Kreislaufs und der Atmung des frisch operierten und aus der Narkose erwachenden Patienten.

Für das Pflegepersonal stellt diese zusammenhängende postoperative Überwachung eine zusätzliche Arbeitsunterstützung dar. Die Wege zwischen den Patientenzimmern zur postoperativen Kontrolle und Dokumentation der Vitalparameter würden entfallen und eine gleichzeitige Überwachung von Spülungen und Infusionen mehrerer Patienten ist möglich.
Die Dauer des Aufenthaltes im Aufwachraum richtet sich nach dem jeweiligen Zustand des Patienten und wird in anderen Kliniken mit 2-24 Stunden angegeben. Geht man von der ermittelten Monitoring- Zeit von 4-5 Stunden aus, kann man diesen Wert als durchschnittliche Verweildauer im Aufwachraum annehmen. Anschließend erfolgt eine Verlegung auf die Normalstation.
Nach Aussagen der Ärzte wäre die Besetzung eines solchen Aufwachraums mit einer urologisch qualifizierten Pflegekraft ausreichend.

Vorteilhaft für den Patienten ist zusätzlich die kurze Distanz zwischen OP- Saal und Aufwachraum. Komplikationen von Seiten der Operation, z. B. Nachblutungen im OP-Gebiet, werden hier schnell erkannt und es kann sofort die Einleitung der nötigen Maßnahmen erfolgen. Auf diese Weise kann die Komplikationsrate gesenkt und damit die Qualität der Behandlung erhöht werden.

Die Einrichtung eines Überwachungsraums für urologische Patienten wäre eine Möglichkeit, die beiden klassischen Bereiche Intensivstation und Normalstation zu ergänzen. Der so entstehende Bereich der Intensivüberwachung wird auch als "Intermediate Care" bezeichnet und dient vor allem der postoperativen Versorgung von Patienten, die auf Grund ihres Zustandes nicht auf die Intensivstation verlegt werden müssen, aber trotzdem einer Überwachung bedürfen. Die genauen Verlegungskriterien sind dabei durch die behandelnden Ärzte festzulegen.

Durch die Schaffung eines Intermediate Care- Bereichs kann der Arbeitsaufwand auf der Normalstation reduziert werden, da die zeitaufwendige postoperative Überwachung der Patienten entfällt.

Die Einrichtung eines Aufwachraums und dessen Weiterentwicklung zum Intermediate Care-Bereich trägt somit zur Qualitätsverbesserung in der Behandlung bei und bietet gleichzeitig Möglichkeiten zur effizienteren Erbringung der Leistung.

Im Neubau des Funktionsgebäudes der Kreiskrankenhaus Greiz GmbH ist ein solcher Aufwachraum vorgesehen, der abteilungsübergreifend genutzt werden soll. Es besteht hier die Möglichkeit, diesen Bereich zu einer Intensivüberwachung und damit zu einer Intermediate- Care Einheit zu erweitern.

4.3. Auswirkungen auf die Erlöse der Urologischen Klinik durch die Fallpauschale 14.02 unter Annahme australischer Bedingungen

Die Prozessanalyse und die Zuordnung der Kosten zu den einzelnen Prozessschritten ergab, dass unter den momentanen Bedingungen der Vergütung von Krankenhausleistungen die Fallpauschale 14.02 mit einem positiven Deckungsbeitrag erbracht wird. Vor dem Hintergrund der DRG- Einführung in Deutschland ist es für die Kreiskrankenhaus Greiz GmbH von Bedeutung zu wissen, wie sich das Verhältnis von Kosten und Erlösen zukünftig entwickelt. Nur so lassen sich Aussagen treffen, ob eine mengenmäßige Ausweitung der in dieser Arbeit betrachteten Leistung für das Krankenhaus anstrebenswert ist.

Der Erlös einer Krankenhausleistung im DRG- System ist maßgeblich vom Kostengewicht der jeweiligen DRG abhängig, das im Rahmen einer Erstkalkulation aus den tatsächlich angefallenen Kosten für die Behandlung ermittelt werden soll. Wie bereits erwähnt, liegen diese deutschen Kostengewichte bisher noch nicht vor. Die Bundesregierung plant, im Rahmen einer Ersatzvornahme (nach § 17 Abs.7 KHG) Krankenhausleistungen vorübergehend angelehnt an die australischen Kostengewichte zu vergüten.

Aus diesem Grund wird im folgenden die Erlössituation auf australischer Basis beschrieben.

Die Zuordnung eines Behandlungsfalls zu einer DRG erfolgt nach folgendem Schema:

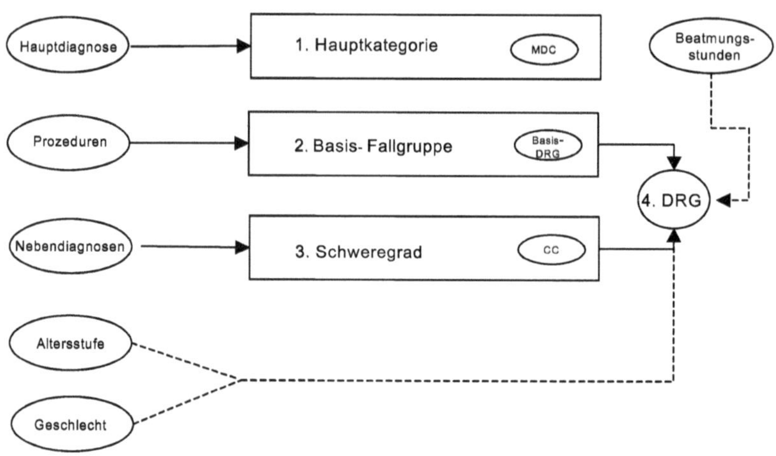

Abbildung 16: Vier Schritte zur DRG- Ermittlung

(eigene Darstellung in Anlehnung an: *Fischer: DRG- Einführung in Deutschland,S.27*)

Unter Berücksichtigung der Altersstufe und der Begleiterkrankungen des Patienten führen die Leistungen zur Erbringung der Fallpauschale 14.02 in die beiden DRG´s M02A (Transurethrale Prostatatektomie mit schweren Begleiterkrankungen) und M02B (Transurethrale Prostatatektomie ohne schwere Begleiterkrankungen). Ausgehend von der erläuterten Charakteristik von Clinical Pathways wäre die Eingruppierung der untersuchten Behandlungsfälle in die DRG M02B erfolgt.

Bei Begleiterkrankungen, die zusätzlichen Aufwand in Diagnostik, Pflege oder Therapie verursachen, muss der entsprechende Clinical Pathway verlassen werden (vgl.1.3.2). Beispielsweise erfordert die zusätzliche Behandlung einer Schilddrüsenüberfunktion (E 05.9) einen solchen Mehraufwand in der Diagnostik, da diese nur unter besonderen Voraussetzungen durchgeführt werden kann. Wird während der Behandlung eine solche Diagnose gestellt, dann verlässt der Patient den Clinical Pathway und tritt in einen anderen Pfad ein. Diese Nebendiagnose führt bei der Gruppierung zur DRG M02A, deren Relativgewicht im australischen System 2,04 beträgt. Das Relativgewicht gibt die ökonomische Fallschwere einer DRG bezogen auf einen Referenzwert von 1,0 an.

Die in dieser Arbeit untersuchten Behandlungsfälle führten bei der Gruppierung in die DRG M02B.
Im australischen System wurde dafür ein Relativgewicht von 1,15 festgelegt. Durch die Unterschiede in den Relativgewichten bei M02A und M02B wird der angefallene Mehraufwand entsprechend höher vergütet. Auch aus dieser Tatsache kann man die unmittelbare Erlösrelevanz der Nebendiagnosen erkennen und für die Krankenhäuser die Notwendigkeit zur Verbesserung der medizinischen Dokumentation ableiten.

Der endgültige Erlös einer DRG wird durch Multiplikation des Relativgewichts mit dem Basisfallwert und der Verrechnung von möglichen Zu- und Abschlägen ermittelt. Der Basisfallwert ist der Betrag für das Relativgewicht 1,0 und soll ab 2007 landeseinheitlich festgelegt werden. Zu Beginn der Einführung der DRG´s in Deutschland wird der Basisfallwert für jedes Krankenhaus unterschiedlich sein, um so die Budgetneutralität zu gewährleisten. In einem Benchmarkingprojekt mit der Firma IMC wurde für die Kreiskrankenhaus Greiz GmbH ein angenommener Basisfallwert von 1.616,19 € ermittelt. Geht man von dem australischen Kostengewicht von 1,15 aus, so beträgt der zu erwartende Erlös für die untersuchten Behandlungsfälle 1.858,62 €. Die Vergütung läge um 328,03 € (2186,65 €- 1852,62 €) unter dem Erlös im jetzigen System der Fallpauschalen.

Bis 2007 wird der Basisfallwert der einzelnen Krankenhäuser an einen landeseinheitlichen Wert angepasst. Im bereit erwähnten Benchmarkingprojekt betrug der Basisfallwert für Thüringen 1.703,11 €.[32]

Ausgehend von diesem Wert würde der zu erwartende Erlös 1.958,58 € betragen und läge damit ebenfalls unter der jetzigen Vergütung der Fallpauschale 14.02.

Wie schon dargelegt sind diese Ergebnisse unter Annahme australischer Bedingungen entstanden und sollen lediglich als Richtwert dienen. Möglicherweise erfolgt im deutschen DRG- System die Eingruppierung der Behandlungsfälle in andere DRG´s. Damit würden für die Errechnung der Erlöse beispielsweise andere Kostengewichte zu Grunde gelegt. Geht man davon aus, das sich deutsche Kostengewichte an den australischen orientieren, dann wird die Vergütung der betrachteten Behandlungsfälle geringer als im jetzigen System der Fallpauschalen sein.

Gleichzeitig bietet das DRG- System die Möglichkeit Behandlungsfälle differenzierter abzubilden. Bisher führte eine definierte medizinische Prozedur in Verbindung mit einer Diagnose zur Zuordnung einer Fallpauschale und damit eines festgelegten Entgelts (vgl. 1.2) Der tatsächliche Aufwand blieb aber unberücksichtigt. Ein Behandlungsverlauf, in dem gleichzeitig Begleiterkrankungen diagnostiziert und therapiert werden und ein komplikationsloser Verlauf mit einer entsprechend geringeren Verweildauer, werden in gleicher Höhe vergütet. Das wirkt sich auf den Deckungsbeitrag aus, den der einzelne Behandlungsfall erzielt.

Im DRG- System führen Mehraufwand verursachende Nebendiagnosen häufig zu einer Erhöhung des Schweregrades und somit in eine andere DRG mit einem entsprechend höherem Entgelt.

Unter diesen Voraussetzungen müssen die Prozesse im Krankenhaus analysiert und vorhandene Schwachstellen aufgedeckt werden. Die Einführung von Clinical Pathways bietet dabei die Möglichkeit, mehr Transparenz in der Leistungserbringung zu erreichen und die gegebenen Ressourcen optimal zu nutzen. Wird durch eine Begleiterkrankung ein zusätzlicher Aufwand notwendig, so hilft der Clinical Pathway dem medizinischen Personal diesen zu erkennen und zu dokumentieren.

---

[32] Dieser Wert wurde als Durchschnittswert aus allen am Projekt teilnehmenden Thüringer Krankenhäusern ermittelt.

5. Zusammenfassung und Ausblick auf die Weiterführung der Arbeit

Vor dem Hintergrund der DRG- Einführung in Deutschland gewinnt die Betrachtung der Behandlungsprozesse immer mehr an Bedeutung. Zur Unterstützung dieses Wandels bietet sich ein umfangreiches Prozessmanagement als Methode an. Dadurch erhöht sich die Transparenz der Abläufe und der damit verbundenen Kosten. So lassen sich bereits vor der Einführung des pauschalierten Entgeltsystems Schwachstellen erkennen und vorhandenen Ressourcen optimal nutzen. Durch die Charakteristik von Fallpauschalen entsteht für das Krankenhaus die Notwendigkeit, über Wirtschaftlichkeit der einzelnen medizinischen Leistungsprozesse genau zu kennen.

Ziel dieser Arbeit war es, einen ausgewählten medizinischen Leistungsprozess unter ablauforganisatorischen Gesichtspunkten zu analysieren und zu bewerten. Dabei wurden sowohl die Organisation und der Ablauf der Behandlung dargestellt, als auch die entstandenen Personal- und Sachkosten den verschiedenen Teilprozessen zugeordnet. Es wurde dabei Optimierungspotential im planerischen und organisatorischen Bereich aufgezeigt und Lösungsansätze entwickelt.

Diese Arbeit soll auch die Grundlage für die Erstellung und Implementierung eines Clinical Pathway für die untersuchte Krankenhausbehandlung bilden. Dabei kam vor allem darauf an, die dafür notwendigen Informationen über die ablaufenden Prozesse zu verdichten und zu strukturieren. Die dazu notwendigen Informationen wurden durch die Mitarbeiter der Urologischen Klinik und durch die Auswertung vorhandener Leistungserfassung zur Verfügung gestellt.
Diese Informationen und die eigenen Beobachtungen des Autors wurden im Rahmen dieser Arbeit zum Grundgerüst eines Clinical Pathways zusammengefügt. Gemäß dem PDCA-Zyklus (vgl. Abb.4) erfolgte damit der erste Schritt in der Plan- Phase zur Pfadimplementierung. Auf der Basis der erhobenen Teilprozesse lässt sich anschließend eine Analyse über Optimierungsansätze der einzelnen Arbeitschritte durchführen. Desweiteren sind durch die am Prozess beteiligten Ärzte die einzelnen medizinischen Entscheidungskriterien des gesamten Prozesses zu definieren.
Denkbar wäre eine solche Analyse durch eine interdisziplinäre Arbeitsgruppe, analog den bereits in der Kreiskrankenhaus Greiz GmbH bestehenden Projektgruppen. So erhält man ein umfassenderes Bild des Gesamtprozesses und gleichzeitig erhöht sich das Verständnis für die Tätigkeiten der einzelnen Berufsgruppen.

Ausgehend von dem so entstehenden Clinical Pathway sollten für alle geeigneten Behandlungsprozesse im Krankenhaus entsprechende Behandlungspfade entwickelt werden. Dafür liefert diese Arbeit die theoretischen Grundlagen und Empfehlungen. Es ist zu berücksichtigen, dass die Entwicklung von Clinical Pathways dynamisch erfolgt und ständigen Veränderungen unterliegt. Nur so lassen sich neue Erkenntnisse berücksichtigen und somit die Qualität in der medizinischen Behandlung langfristig steigern.

Literaturverzeichnis

[Ame98] C. Ament- Rambow. Prozessmanagement- Schlüssel zur Kostensenkung im Krankenhaus: Die meisten Probleme entstehen an Schnittstellen: In *ku- Krankenhausumschau November 1998*

[ALS01] M. Arnold, M. Litsch, H. Schellschmidt: *Krankenhausreport 2000 Schwerpunkt: Vergütungsreform mit DRG`s.* Schattauer Verlagsgesellschaft, Stuttgart 2001

[AKS02] M. Arnold, J. Klauber , H. Schellschmidt: *Krankenhausreport 2001 Schwerpunkt:Personal.* Schattauer Verlagsgesellschaft, Stuttgart 2002

[BMG01] Bundesministerium für Gesundheit: *Begründung für das Fallpauschalengesetz.* 20.August 2001

[Bus98] Th.Busse: *OP-Management* R.v. Decker´s Verlag, Heidelberg 1998

[Eic97] S. Eichhorn: *Integratives Qualitätsmanagement im Krankenhaus: Konzeption und Methoden eines qualitäts- und kostenintegrierten Krankenhausmanagements.* Kohlhammer Verlagsgesellschaft Stuttgart 1997

[ESR95] S.Eichhorn, B.Schmidt-Rettig: *Krankenhausmanagement im Werte und Strukturwandel.* Kohlhammer Verlagsgesellschaft Stuttgart 1995

[GBL00] A. Greulich, Dr.P. Berchtold, Dr.N.Löffel: *Disease Management- Patient und Prozess im Mittelpunkt.* R.v. Decker´s Verlag, Heidelberg 2000

[HKE99] J.Hentze, Erich Kehres: *Kosten- und Leistungsrechnung in Krankenhäusern* Verlag W.Kohlhammer, 1999

[Hil98] H. Hildebrandt: *Pschyrembel- Klinisches Wörterbuch* Verlag Walter de Gruyter, Berlin. New York, 1998

[KB95] G.F. Kaminske, J.P. Brauer: *Qualitätsmanagement von A bis Z* symposion, München 1995

[Keu99] F.Keun: *Einführung in die Krankenhaus- Kostenrechnung* Verlag Gabler, Wiesbaden 1999

[SRH02] C.Scheu, D.Ricken, W. Hellmann: Klinische Pfade- Erstellung, Aufbau und Struktur. In: *KMA Klinikmanagement aktuell März 2002*

[Sta01] E.C: Stadelhofer, F. John: *Klinikmanagement: Leitung- Führung- Marketing* Schlütersche Verlags GmbH, Hannover, 2001

[Sta94] W.H. Staehle: *Management- eine verhaltenswissenschaftliche Studie.* Verlag Vahlen, München 1994

[Str95] H.-D. Striening: *Chefsache Gemeinkostenmanagement: Reserven entdecken ausschöpfen.* Landberg/ Lech 1995

[Thi97] Prof.G. Thiele: *Prozessmanagement im Krankenhaus* Economica Verlag, 1997

[Thi01] Prof.G. Thiele: *Praxishandbuch-Einführung der DRG´s in Deutschland* R.v. Decker´s Verlag, Heidelberg 2001

[Töp99] Dr. A. Töpfer (Hrsg.): *Kundenzufriedenheit messen und steigern* Luchterhand Verlag, Neuwied, 1999

[Vah97] D. Vahs: *Organisation: Einführung in die Organisationstherorie und –praxis* Schäffer- Pöschel Verlag, Stuttgart 1997

[Za02] W. Zapp (Hrsg.): *Prozessgestaltung im Krankenhaus.* Economica Verlag Heidelberg 2002

[ZET00] W.Zapp, C. Erlemann, O.Torbecke: *Management Handbuch Krankenhaus, Ergänzungslieferung August 2000.* Fischer Verlag, Heidelberg 2000

Literaturverzeichnis II

(Gesetzestexte und Standardwerke)

[BPflV]	Bundespflegesatzverordnung
[FPK]	Bundesweiter Entgeltkatalog für Fallpauschalen nach § 17 Abs.2a KHG, Anlage I
[GOÄ]	Gebührenordnung für Ärzte (GOÄ), Ausgabe vom 01.05.2001
[KHB]	Kalkulation von Fallkosten (Handbuch zur Anwendung in Krankenhäusern), Version 2.0
[KHG]	Gesetz zur wirtschaftlichen Sicherung der Krankenhäuser (Krankenhausfinanzierungsgesetz- KHG)
[SGB V]	Sozialgesetzbuch Fünftes Buch
[ICD]	Internationale statistische Klassifikation der Krankheiten (ICD) 10. Revision
[OPS]	Internationale Klassifikation der Prozeduren in der Medizin (OPS 301) nach § 301 SGB V, Version 2.1
	Leitbild der Kreiskrankenhaus Greiz GmbH
	Handbuch der Pflege der Kreiskrankenhaus Greiz GmbH